玫瑰痤疮

Rosacea

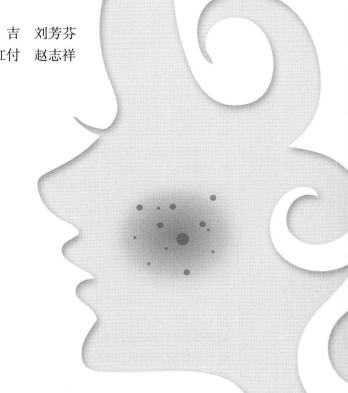

主　　审　郑　捷　王宝玺

主　　编　李　吉　谢红付

副 主 编　施　为　简　丹

编　　委　（以姓氏汉语拼音为序）

　　　　　邓智利　黄莹雪　简　丹　李　吉　刘芳芬

　　　　　施　为　唐　言　汪　犇　谢红付　赵志祥

编写秘书　陈　琪

编者单位　中南大学湘雅医院

人民卫生出版社

·北 京·

版权所有，侵权必究！

图书在版编目（CIP）数据

玫瑰痤疮 / 李吉，谢红付主编 . —北京：人民卫
生出版社，2022.7（2024.3 重印）
ISBN 978-7-117-33321-4

Ⅰ. ①玫…　Ⅱ. ①李…②谢…　Ⅲ. ①痤疮 – 诊疗
Ⅳ. ①R758.73

中国版本图书馆 CIP 数据核字（2022）第 111020 号

人卫智网	www.ipmph.com	医学教育、学术、考试、健康， 购书智慧智能综合服务平台
人卫官网	www.pmph.com	人卫官方资讯发布平台

玫 瑰 痤 疮
Meigui Cuochuang

主　　编：李　吉　谢红付
出版发行：人民卫生出版社（中继线 010-59780011）
地　　址：北京市朝阳区潘家园南里 19 号
邮　　编：100021
E - mail：pmph @ pmph.com
购书热线：010-59787592　010-59787584　010-65264830
印　　刷：廊坊一二〇六印刷厂
经　　销：新华书店
开　　本：787 × 1092　1/16　　印张：9
字　　数：202 千字
版　　次：2022 年 7 月第 1 版
印　　次：2024 年 3 月第 5 次印刷
标准书号：ISBN 978-7-117-33321-4
定　　价：98.00 元
打击盗版举报电话：**010-59787491**　**E-mail：WQ @ pmph.com**
质量问题联系电话：**010-59787234**　**E-mail：zhiliang @ pmph.com**
数字融合服务电话：**4001118166**　**E-mail：zengzhi @ pmph.com**

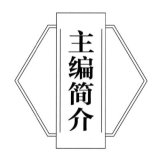

主编简介

　　李吉,女,中南大学湘雅医院皮肤科副主任、衰老生物学湖南省重点实验室主任,主任医师,教授,博士研究生导师,美国南加州大学博士后,国家杰出青年科学基金获得者,教育部"青年长江学者"。现任中国医师协会皮肤科医师分会玫瑰痤疮学组组长、中华医学会皮肤性病学分会毛发学组委员、中国女医师协会皮肤病专业委员会常务委员、湖南省医师协会皮肤科医师分会副会长等。

　　近年来一直从事损容性皮肤病(玫瑰痤疮、脱发性疾病及皮肤衰老)的临床与科研工作。主持国家重点研发计划课题 1 项、国家自然科学基金 6 项,以及多项省、厅级科研课题;获专利 2 项。以第一作者 / 通讯作者在生物医学主流期刊(如 *BMJ*、*Sci Adv*、*EMBO Mol Med*、*EMBO J*、*J Invest Dermatol* 等)发表 SCI 论文 70 余篇,担任 *Front Cell Dev Biol* 客座主编。获湖南省科学技术进步奖一等奖、华夏医学科技奖一等奖、中国医师协会皮肤科医师分会"优秀中青年医师奖"及第七届中国女医师协会五洲女子科技奖。

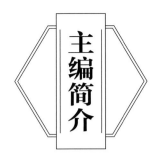

主编简介

　　谢红付,男,中南大学湘雅医院皮肤科前任主任,主任医师,教授,博士研究生导师。中国医师协会皮肤科分会原副会长,现任中国整形美容协会皮肤美容分会候任会长、中华医学会皮肤性病学分会玫瑰痤疮研究中心首席专家等。

　　常年扎根在临床第一线,在以玫瑰痤疮为代表的面部皮炎的诊疗方面有原创性探索并在全国有较大的影响力。带领团队围绕玫瑰痤疮进行了深入的临床及相关基础研究,提出了"中国玫瑰痤疮诊断标准",并牵头制定了《中国玫瑰痤疮诊疗专家共识(2016)》及《中国玫瑰痤疮诊疗指南(2021 版)》,建立了全国"玫瑰痤疮与面部过敏专病医联体"。主持国家自然科学基金 6 项,发表论文 100 余篇。获湖南省科学技术进步奖一等奖 1 项、二等奖 1 项,华夏医学科技奖一等奖1 项。

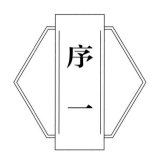

序一

　　玫瑰痤疮是一种已命名两百余年的疾病，但对中国皮肤科医师和民众来说，可能是一个陌生的概念，直到最近几年才逐渐被人们所认识。在此方面，中南大学湘雅医院皮肤科玫瑰痤疮研究团队做了大量的工作，他们从流行病学调查到发病机制研究再到临床诊断和治疗最后到转化医学，围绕玫瑰痤疮做了一系列的研究工作。

　　对于玫瑰痤疮的认识，特别是临床诊断和治疗，国内外专家过去存在一定的分歧，但近几年，这种分歧在逐步缩小，认识慢慢趋于一致。而对于一个好发于面部的皮肤病，其人种、环境等因素也会影响到疾病的临床特点及诊治。那么，目前国际、国内对玫瑰痤疮各个方面的研究和观点到底如何？国外的诊断治疗经验对我们诊治国人的借鉴价值有多大？这就是该团队决定撰写这本书的初衷。

　　该书由李吉教授和谢红付教授组织撰写，不仅展示了人们对玫瑰痤疮认识的历程，综合了目前国际上对这一疾病从流行病学到临床诊治等方面的认识，更重要的是融入了一些该团队自己的研究成果，可以说是一本比较客观、全面介绍玫瑰痤疮这一疾病的工具书。

　　我相信该书对提高临床医师，特别是基层皮肤科医师对玫瑰痤疮的认识会起到积极的推动作用。同时我也希望作者们能够不断地总结经验，特别是多做出自己的研究成果，使该书今后通过不断地修订，日臻完善，成为认识玫瑰痤疮的经典好书。

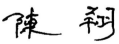

中南大学副校长

2021 年 11 月

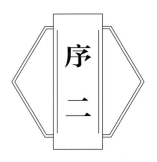

序二

　　玫瑰痤疮是一种好发于中青年女性面中部的慢性炎症性皮肤病，多数表现为面颊部潮红与红斑，只有少数表现为鼻部发红和肥大。在我国最早被称为"酒渣鼻"，这一命名让很多医师不敢诊断无鼻赘发生的玫瑰痤疮。同时，玫瑰痤疮的治疗手段多样而复杂，可以说是一种难治性常见皮肤病。

　　李吉教授近年来一直从事损容性皮肤病（玫瑰痤疮、脱发性疾病及皮肤衰老）的临床与科研工作。谢红付教授带领其团队近年来一直从事玫瑰痤疮的临床、基础与转化研究，完成了中国第一个玫瑰痤疮流行病学调查，牵头制定了中国第一个玫瑰痤疮诊治专家共识，并提出了更适合中国人的玫瑰痤疮诊断标准，同时该团队还探索和开发了多种玫瑰痤疮的治疗新手段，这本《玫瑰痤疮》正是在这些研究基础上综合国际最新观点编写而成。

　　《玫瑰痤疮》这本书涵盖了该病几乎所有的常见问题，作者们尽量深入浅出，并且讲述细致，适合各层次皮肤科医师乃至普通民众了解、认识玫瑰痤疮，是国内第一本全面阐述玫瑰痤疮的专著。

　　希望本书能成为皮肤科医师和玫瑰痤疮病友的良师益友。

中华医学会皮肤性病学分会主任委员

2021 年 11 月

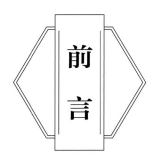

前言

　　玫瑰痤疮并不是一种新发现的皮肤病，但是在我国直到最近几年才被越来越多的医师认识和重视。一方面，玫瑰痤疮的诊断主要依赖于疾病的临床特征，而临床特征的辨识在很大程度上依赖于医师的主观判断和经验水平，缺乏特异性的客观性的辅助检查，因此诊断标准难以统一；另一方面，玫瑰痤疮的治疗也比较复杂，不同类型的皮损与症状，其治疗方法与细节也不尽相同，因此为该病的临床诊治带来了很大的挑战。

　　本书由中南大学湘雅医院皮肤科玫瑰痤疮研究团队发起并编写，旨在为临床皮肤科医师提供一本较为全面的介绍玫瑰痤疮的参考书。

　　全书从玫瑰痤疮的认识历程展开，再分别介绍玫瑰痤疮的疾病负担、发病机制、与系统性疾病的关系、临床表现、诊断及鉴别诊断、治疗及副作用处理、玫瑰痤疮的日常管理，最后对玫瑰痤疮未来的研究方向进行了展望，可能是国内第一本关于玫瑰痤疮单病的专著。

　　本书的编写和出版，首先要感谢陈翔教授和陆前进教授为本书写序，感谢郑捷教授和王宝玺教授提出的诸多宝贵意见，同时也要感谢各位编委和秘书老师的倾心付出。

　　由于时间仓促，以及目前对玫瑰痤疮认识的局限性，故虽然经过多次审校修改，仍难免会存在一些纰漏、不足甚至错误的观点，期望各位专家、同道及读者读后提出宝贵的意见和建议，以便我们在再版时加以改进。

　　最后，感谢所有参编的人员，希望你们在今后的日子里继续以玫瑰痤疮为主要研究方向，一层层揭开"玫瑰"之谜，造福更多的患者。

李吉

2021 年 10 月 23 日于长沙

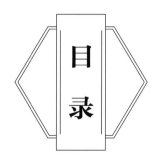

目 录

第一章

玫瑰痤疮的认识历程

时间追溯到 14 世纪初,法国外科医师 Guy de Chauliac 首次发现并记录了一种新的疾病——该病患者面颊部和鼻部出现红色皮损,他用法语将该病命名为"couperose"。同一时期的拉丁语中也出现了描述玫瑰痤疮的词汇,"gutta rosa"或者"pustule de vin",意为"酒精性丘疹"。由此可见,玫瑰痤疮这一疾病在发现初始便与酒精有了关联,这也为后续数个世纪人们对玫瑰痤疮与酒渣鼻之间的种种误解埋下了伏笔。随后,越来越多的资料描述了人们对玫瑰痤疮的印象,如 1387 年英国小说家、诗人杰弗雷·乔叟(Geoffrey Chaucer,1343—1400)的一部诗体短篇小说作品《坎特伯雷故事集》(*The Canterbury Tales*)中描绘了一位名叫 Summoner、面部通红且有红色丘疹、时常醉醺醺的男性形象。15 世纪 80 年代,一幅由 Ghirlandaio 绘制的著名油画 *The Old Man and His Grandson* 中,老年男子的鼻子布满赘生物,直观地展现了增生肥大型玫瑰痤疮的特征。在 16 世纪,人们也开始了对玫瑰痤疮治疗的尝试,如用水银、硫黄和公牛血制成了药膏涂于患处,在胳膊、前额和鼻部进行放血治疗,甚至使用水蛭于患处等独特的治疗方法。

16 世纪 90 年代,在欧洲文艺复兴时期戏剧家莎士比亚的作品中,红色球根样鼻赘的人物巴道夫(Bardoff)亦是深入人心。直至 1812 年,一本英文教科书中收录了一篇关于"acne rosacea"的文献,"玫瑰痤疮"这一术语正式进入了公众视野。而此时的玫瑰痤疮还难以与痤疮相区别,该书的作者只是初步列出不同分型以供诊断。此外,关于玫瑰痤疮的治疗方案也不明确,正如这本教材的作者 Dr. Thomas Bateman 所说,"事实上,治愈玫瑰痤疮的完美方案还从未出现"。伴随着医学研究的热潮,人们对于玫瑰痤疮的认知也越来越全面和深入。1817 年英国医师 Robert Willian 所著的 *Cutaneous Diseases* 中首次直接使用"rosacea"一词代替了以往使用的"acne rosacea",说明人们开始有意识地从命名上对玫瑰痤疮和痤疮进行区分。

1988 年,玫瑰痤疮受到了美国食品药品监督管理局(FDA)的关注并给出了罕见病药物(orphan drug)治疗方案,其原因是当时 FDA 认为患有此病的美国人口应少于 200 000 人。然而,1989 年的一项流行病调查显示,约有 10% 的瑞典人患有玫瑰痤疮;而随后美国的调查显示,大约 16 000 000 人患有玫瑰痤疮,占当时美国总人数的 5%。这些结果不仅证明了玫瑰痤疮不是一个罕见疾病,也显示了玫瑰痤疮诊断标准的模糊使患病人口数难以明确被预估。

直至 1992 年，美国国家玫瑰痤疮协会专家委员会（NRSEC）成立，并于 2002 年和 2004 年分别发布了玫瑰痤疮分型标准（standard classification of rosacea）及玫瑰痤疮评分系统（standard grading system for rosacea），皮肤病学者达成了基本共识：玫瑰痤疮是独立于痤疮的另一种疾病，发病机制未明，其发生与血管紊乱有关，而酒精只是其诱发和加重的因素之一。2002 年的分型标准主要描述了玫瑰痤疮的主要特征，定义了 4 种亚型、1 种变异型和 3 种排除诊断，并指出亚型间可能存在相互转化。2002 版的诊断和分型标准将很久以来一直比较模糊的玫瑰痤疮的诊断依据加以明确及分类，初步统一了全世界皮肤科医师对玫瑰痤疮这一疾病的认知和判断。但是，该标准仅提出了可提示玫瑰痤疮诊断的几种临床表现，并未给出肯定的诊断标准，临床应用时可操作性不强；另外，各亚型之间存在转化、单独眼型的诊断存在困难，因此，全世界皮肤科医师都在期待一个更精确、操作性更强的诊断标准。

医学的进步与发展总是依靠经验的逐步累积和研究的不断深入。历经 15 年的探索与沉淀，结合玫瑰痤疮新的研究，2018 年 NRSEC 在美国皮肤病学会杂志（*Journal of the American Academy of Dermatology*，*JAAD*）上发表了 2017 版玫瑰痤疮诊断及分型标准。2017 版分型标准不再拘束于 4 种亚型的条框，而以由基因表型和 / 或环境因素导致的可观测到的疾病临床表现为基础，根据患者的个体化情况进行疾病的分析和治疗。此外，该标准还规范了量表的使用，以便进行疾病严重程度评价和疗效分析。文章中还提到，虽然玫瑰痤疮表现多样，但不同表现的皮损均基于相同的炎症谱，提示玫瑰痤疮是一种表现多样的疾病谱。

在中国，人们对玫瑰痤疮的认识经历了一段漫长的时间。由于早期将 "rosacea" 翻译成 "酒渣鼻"，人们误认为只有 "红鼻头" 才是玫瑰痤疮，而实际上，"红鼻头" 只是玫瑰痤疮中的一个小的亚型——"增生肥大型"的鼻部表现，此类患者可能只占玫瑰痤疮患病总人数的 10% 左右。在与世界交流逐渐频繁后，中国皮肤科医师按 "rosacea acne" 将该病翻译成 "玫瑰痤疮" 并沿用至今。然而，"玫瑰痤疮" 这一命名又会使人们下意识地将其与 "痤疮" 联系在一起，而常常忽视了没有 "丘疹脓疱" 的红斑毛细血管扩张型玫瑰痤疮。

直至 21 世纪 10 年代，中南大学湘雅医院皮肤科谢红付和李吉教授团队通过流行病学调查获得了首个中国玫瑰痤疮患病率数据；同时，通过分析数千例玫瑰痤疮患者的临床资料后，该团队总结了中国人群玫瑰痤疮患者的临床特征，提出了玫瑰痤疮新的分型思考及中国玫瑰痤疮诊断标准，并对这一诊断标准进行了全国多中心验证。该团队还先后牵头制定了《中国玫瑰痤疮诊疗专家共识（2016）》及《中国玫瑰痤疮诊疗指南（2021 版）》。

临床认识的进步离不开基础研究的发展，目前玫瑰痤疮的发病机制尚不十分清楚，人们普遍认为它是一种在一定遗传背景下、以天然免疫和神经 - 血管功能异常为主的慢性炎症性疾病，多种微生物可参与其中，而皮肤屏障功能的受损可诱发和加重该疾病。然而，有关玫瑰痤疮深层次的发病机制，尚有大量的未解之谜，等待着我们去探索和揭示。

在各种研究技术手段飞速发展的今天，人们认识一个新事物所需要的时间越来越短，而玫瑰痤疮，从发现伊始至今已然经过了几个世纪，至最新的诊断标准出炉，人们对于它临床表现的认识才较为成熟，而关于它的发病机制的研究正方兴未艾。我们热忱呼吁并且相信今后越来越多的学者会致力于玫瑰痤疮的临床和基础研究,共同推动玫瑰痤疮认识水平的提高,最终造福数以亿计的玫瑰痤疮患者。

（李　吉）

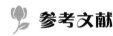

参考文献

［1］GROSSHANS E.［Rosacea］［J］. Presse Med,1988,17（45）:2393-2398.

［2］BERG M,LIDÉN S. An epidemiological study of rosacea［J］. Acta Derm Venereol,1989,69（5）:419-423.

［3］WILKIN J,DAHL M,DETMAR M,et al. Standard classification of rosacea:Report of the National Rosacea Society Expert Committee on the Classification and Staging of Rosacea［J］. J Investig Dermatol Symp Proc,2002,46（4）:584-587.

［4］WILKIN J,DAHL M,DETMAR M,et al. Standard grading system for rosacea:report of the National Rosacea Society Expert Committee on the classification and staging of rosacea［J］. J Investig Dermatol Symp Proc,2004,50（6）:907-912.

［5］XIE H F,HUANG Y X,HE L,et al. An observational descriptive survey of rosacea in the Chinese population:clinical features based on the affected locations［J］. Peer J,2017,5:e3527.

［6］TAN J,BLUME-PEYTAVI U,ORTONNE J P,et al. An observational cross-sectional survey of rosacea:clinical associations and progression between subtypes［J］. Br J Dermatol,2013,169（3）:555-562.

［7］STEINHOFF M,BUDDENKOTTE J,AUBERT J,et al. Clinical,cellular,and molecular aspects in the pathophysiology of rosacea［J］. J Investig Dermatol Symp Proc,2011,15（1）:2-11.

［8］GALLO R L,GRANSTEIN R D,KANG S,et al. Standard classification and pathophysiology of rosacea:The 2017 update by the National Rosacea Society Expert Committee［J］. J Am Acad Dermatol,2018,78（1）:148-155.

［9］ELSAIE M L,CHOUDHARY S. Updates on the pathophysiology and management of acne rosacea［J］. Postgrad Med,2009,121（5）:178-186.

［10］中国医师协会皮肤科医师分会皮肤美容亚专业委员会.中国玫瑰痤疮诊疗专家共识（2016）［J］.中华皮肤科杂志,2017,50（3）:119-122.

［11］中华医学会皮肤性病学分会玫瑰痤疮研究中心,中国医师协会皮肤科医师分会玫瑰痤疮专业委员会.中国玫瑰痤疮诊疗指南（2021版）［J］.中华皮肤科杂志,2021,54（4）:279-288.

第二章

玫瑰痤疮的疾病负担

随着现今疾病谱的变迁及循证医学的发展,临床医师对疾病的掌握不再满足于对患者个体的疾病诊治,特别是"大数据"时代的到来,使得广大临床医师也开始关心疾病的流行病学分布及病因探讨,从而在疾病的预防及精准治疗上做出宏观、科学的判断,这就是疾病负担研究的范畴。传统的疾病负担主要指发病率、患病率、致残率和死亡率等流行病学指标,这些指标一定程度上可以反映疾病负担,但似乎又不够全面,根据世界卫生组织的全球疾病负担研究(global burden of disease study,GBD)项目,疾病负担还应包括发病危险因素的探索以及疾病对患者个人及社会造成的影响,包括生活质量、生活方式适应、心理负担、卫生经济学负担、医疗资源占用等内容,甚至还引申到了通过大数据来寻求早期诊断和低成本高效的治疗手段,从而影响国家和政府的卫生健康决策。对于一些慢性非致死性疾病来说,针对患者的生活质量、心理负担以及社会负担的评价显得尤为重要,有时候甚至比疾病本身的严重程度更为重要。

玫瑰痤疮是一种慢性复发性炎症性疾病,因其"醉酒状"面容和灼热、刺痛等神经敏感症状,往往对患者的生活和心理造成不容忽视的影响,但实际上患者的疾病负担常常被低估,因为临床医师往往更关注疾病的体征、诊断和治疗,而忽视了患者的主观症状和自我感受。随着"疾病负担"概念被提出,越来越多的临床流行病学研究开始关注玫瑰痤疮这一领域。本章将从玫瑰痤疮的流行病学负担(主要包括疾病分布和危险因素探索)、生活质量影响、生活方式适应、心理负担、卫生经济学负担及社会负担对玫瑰痤疮的疾病负担研究现状进行详细地阐述。

 第一节 玫瑰痤疮的流行病学负担

经典的疾病流行病学是指通过流行病学研究方法调查疾病在人群中的发生、发展和转归的现象,描述疾病在不同时间、不同地区和不同人群分布的流行病学特征(三间分布),找到重点防治对象并探讨病因及发病的危险因素,从而为深入研究疾病提供线索和方向。疾病的人群分布特征主要包括年龄、性别、职业、种族、婚姻、家庭状况及行为生活方式等;地区分布则主要指疾病事件,如发病、患病或死亡的地域分布特点;而时间分布则主要指疾病发生的季节性、周期性和长期趋势等,对于传染病,其流行特征有较大的意义,对慢性病来说往往时间分布规律不明显。本节将从玫瑰痤疮在不同人群和地区的患病率和疾病的危险因素对该病的流行病学特征作一详细阐述。

一、玫瑰痤疮患病的人群和地域特征

根据现有的流行病学调查,由于地域、气候、人种等差异,或采用不同的流行病学研究方法,玫瑰痤疮的患病率从 0.09% 到 22% 不等,但总体来说玫瑰痤疮在欧洲及浅肤色人种中多发,在 Fitzpatrick Ⅳ~Ⅵ 型的深肤色类型人群中患病率较低。据 Gether 等人的 Meta 分析研究,玫瑰痤疮患者占总人口的比例约为 5.46%。其中,一项欧洲爱沙尼亚岛基于 30 岁或以上劳动人口的患病率调查在目前所报道数据中最高(22%),其他欧洲国家如英国的患病率约为 1.8%;德国的两项接近 5 万人和 10 万人的调查显示玫瑰痤疮的患病率分别为 2.2% 和 2.3%;美国的患病率则相对较低,从 1.3% 到 2.1% 不等;非洲国家所报道的患病率则更低,其中,突尼斯报道的患病率约为 0.2%,而在加纳进行的一项研究,连续观察皮肤科门诊 2 254 例初诊患者中玫瑰痤疮占比为 0。然而,很多学者认为由于医师的诊断水平参差不齐或患者的肤色等原因导致症状不明显,有大量患者被漏诊,因此,玫瑰痤疮的实际患病率可能远高于所报道的数据。近年来已经根据玫瑰痤疮现行诊断标准开发出可用于人群中患病率评估的玫瑰痤疮特异性筛查工具(Rosascreen),包括一份由参与者完成的调查问卷和一种特殊的诊断算法,使用该工具评估俄罗斯和德国的患病率高达 5% 和 12%,远高于基于医疗数据统计的患病率。玫瑰痤疮发病率的数据则相对较少,近年有一项英国的报道,从 1995 年到 2009 年平均每年的玫瑰痤疮新发病例数大约为每 1 000 人口 1.65 人。

过去的观点认为玫瑰痤疮的首发年龄通常超过 30 岁,发病高峰年龄在 30~50 岁,在欧洲国家发病的高峰在 30~59 岁。2018 年发表的一篇 Mata 分析提示玫瑰痤疮的好发年龄为 45~60 岁。然而,目前也有很多学者认为患者首发年龄往往更早,发病的高峰可能为 20~50 岁,因为有些患者早期临床表现非常轻以至于被忽略。根据上文中 2016 年开展的采用 Rosascreen 筛选患者的患病率调查研究,18~30 岁的患者占 18%,最小年龄为 8 岁,80% 以上的患者直至接受调查时才被首次诊断。玫瑰痤疮在女性中患病率高于男性(约 5.41% vs 3.9%),但男性更易出现鼻部增生肥大改变,特别是年长的男性。由于该病的遗传学背景,玫瑰痤疮患者常有明显的家族发病倾向。对于不同亚型的玫瑰痤疮,不同的研究结果不尽相同,有些研究中红斑毛细血管扩张型(ETR)为最常见的类型,有些则认为丘疹脓疱型(PPR)是最常见的类型,但总体来说,增生肥大型(PhR)相对较少见。玫瑰痤疮患者中出现眼部症状的比例为 6%~72% 不等。

目前,中国尚缺乏全国范围内玫瑰痤疮患病率的调查数据,根据 2017 年 3 月至 12 月期间笔者团队在中国长沙 15 个社区的入户调查结果,10 095 名参与者的总患病率为 3.48%,其中 133 例报告有家族史。女性玫瑰痤疮患病率为 5.69%,明显高于男性(1.22%,$P<0.005$)。女性玫瑰痤疮患者的年龄范围为 20~68 岁,平均年龄为(37.4 ± 10.1)岁,高发年龄段在 25~34.9 岁(39.7%)和 35~44.9 岁(30.7%),小于 25 岁发病者最少(6.6%);男性玫瑰

痤疮患者的平均年龄为(42.8±15.2)岁,除小于25岁人数偏少(11.5%)外,其余各年龄段的分布较均匀。此外,女性患者玫瑰痤疮皮损好发生于面颊部(92.4%),而男性患者鼻部皮损更为常见(73.8%)。351例玫瑰痤疮患者中,ETR、PPR和PhR亚型分别占玫瑰痤疮总病例数的47.6%、35.0%和17.4%,其中ETR、PPR亚型多见于女性,PhR亚型多见于男性。从该研究结果来看,中国人群的患病率、好发年龄、不同性别发病率及疾病亚型的情况与国外的调查结果基本一致。在入户调查时纳入的调查对象往往是上班族、老年人及低龄儿童,而高中生和大学生则往往因为寄宿学校没有被纳入,为了评估中国大学生人群的患病率数据,该团队于2018年在中国的两所综合性大学新生体检时对9 227名大学生[平均年龄为(18.2±0.7)岁]玫瑰痤疮的患病率进行了调查,结果显示玫瑰痤疮的患病率约为3.4%,与普通人群入户调查的患病率结果几乎一致,其中来自西南和西北地区大学生的患病率最高(4.4%和4.1%),可能与这些地区的海拔、气候及饮食习惯有关。

由此可见,中国人群玫瑰痤疮患病率与全球相比处于中等水平,基本反映了黄种人(Fitzpatrick Ⅲ~Ⅳ型)玫瑰痤疮的患病率。值得一提的是,根据大学生的患病率结果,20岁以前的玫瑰痤疮患者不容忽视,进一步提高对该病的诊断水平,识别早发群体,补充目前流行病学数据,对于早期诊断和管理玫瑰痤疮具有重要意义。

二、玫瑰痤疮的危险因素

玫瑰痤疮的病因尚不完全清楚,目前认为可能是在一定遗传学背景的基础上,局部神经功能及血管舒缩失调及免疫失衡所致的慢性炎症,日晒、高温寒冷、微生物寄居或感染、嗜酒、辛辣刺激性食物、精神因素等可激惹或诱发疾病发作或反复。美国国家玫瑰痤疮协会专家委员会对1 066名玫瑰痤疮患者的调查显示其患病的危险因素依次为日晒(81%)、情绪压力(79%)、热天(75%)、风(57%)、高强度运动(56%)和饮酒(52%)。2013年国内98例患者的小样本调查数据显示,玫瑰痤疮患病的危险因素及其所占比例由高到低分别为:辛辣刺激性食物(76%)、高温环境(70%)、季节因素(69%)、精神因素(65%)、日晒(63%)、饮酒(35%);少部分患者可在外用药物、摄入甜食、使用不合适化妆品后加重。与国外的研究相比,中国人群患病的危险因素与国外有相当一部分的重叠但不完全一致。现将目前国际上较公认的可能和玫瑰痤疮发病相关的危险因素结合国内的研究结果总结分述如下。

(一)家族史

由于该病的遗传学背景,玫瑰痤疮患者常有明显的家族聚集倾向。对于双胞胎,同卵双生子比异卵双生子在玫瑰痤疮的患病和严重程度上有更高的一致性。德国的一项研究显示,有家族史的玫瑰痤疮患者约占1/5。在我们的入户调查中发现,有超过1/3的患者有家族成员共患此病,且90%以上为直系亲属。因此,与非玫瑰痤疮对照者相比,玫瑰痤疮患者其家族成员特别是直系亲属患玫瑰痤疮的概率要大得多。

(二)日晒

日光照射可诱发或加重玫瑰痤疮的观点已被大家广泛接受,日光暴露较多者相较暴露较少者而言,其玫瑰痤疮的发生率和严重程度均显著升高,特别是ETR亚型。日晒诱发玫瑰痤疮主要与紫外线（UV）暴露有关，因此玫瑰痤疮的患病率会与其所在地区的海拔即紫外线的强弱存在一定的关联性，我国大学生流调的结果也显示来自海拔较高的西南及西北地区大学生的患病率高于其他地区。但也有研究认为日晒所致的高温才是诱发/加重玫瑰痤疮的关键。不管归因于紫外线暴露还是高温，日晒一直都被认为是引发患者玫瑰痤疮发作的重要甚至是首位的因素，因此，做好防晒措施对于玫瑰痤疮患者的管理显得特别重要。

（三）热暴露

热暴露如高温密闭环境、热空调风、热饮及热食一直被玫瑰痤疮患者抱怨是导致他们症状发作的另一重要诱因。在早期一项研究中，作者也对玫瑰痤疮患者摄入咖啡的温度进行了调查，发现与玫瑰痤疮密切相关的是60℃的水温而不是咖啡。最近也有研究发现长期暴露于泥炉烤箱的工作者患玫瑰痤疮的概率显著高于对照组，且随着暴露时间延长，更容易出现毛细血管扩张。一项利用多普勒血流成像的研究发现，当暴露于局部高温时，玫瑰痤疮患者局部皮肤血流量的升高较正常人群更加显著。这些基于人群的临床研究为长期以来热暴露是作为玫瑰痤疮的重要危险因素的观点提供了证据。

（四）精神压力和心理因素

精神因素与玫瑰痤疮的发生和发展密切相关。在与情绪压力相关的病例中，有60%~90%的患者在压力事件发生约两天后开始出现玫瑰痤疮发作或暴发，可见精神压力是玫瑰痤疮重要的诱发或加重原因之一。一项大规模流行病学调查发现，重度抑郁症与玫瑰痤疮的发生（$OR=4.81,95\% CI:1.39~16.62$）密切相关；而精神分裂症患者中患玫瑰痤疮的风险大大降低，这可能与该患病群体对于疾病的感知度下降有关。同时，采用生物反馈疗法、认知行为方法、冥想或适当放松等心理治疗对玫瑰痤疮有很好的治疗效果，这些证据也间接证明了精神心理因素和玫瑰痤疮密切相关，其机制可能与精神压力过度刺激神经释放神经肽或增加皮肤交感神经的活性有关。但也有报道指出已经存在的抑郁不增加玫瑰痤疮的风险，为了更好地指导临床，进一步开展实验室研究和流行病调查以探究精神压力（如睡眠、情绪、应激等）是否增加玫瑰痤疮的风险是很有必要的。

（五）烟酒摄入

由于玫瑰痤疮典型的面中部红斑与醉酒状面容相似，很多玫瑰痤疮患者即使从不饮酒也会被误以为有饮酒嗜好，当然确实有许多玫瑰痤疮患者的症状会在饮酒后加重。2012年英国一项120 084人的流调显示，饮酒每天大于30g者玫瑰痤疮的发生风险显著增加；在美国进行的针对女性的队列研究也显示，每日饮酒大于25g者，玫瑰痤疮的患病风险明显增加。此外，酒精还被认为与玫瑰痤疮的严重程度有关。然而也有人认为玫瑰痤疮患者酒精的摄入相较对照组无明显差异。关于吸烟与玫瑰痤疮发生的关系，目前的结果不尽相同。国外有研究发现，吸烟与玫瑰痤疮的发生关系密切，特别是ETR亚型；而在英国及美国进行的两项队列研究都发现吸烟者患玫瑰痤疮的风险小于不吸烟者，但是戒烟者玫瑰痤疮的发生风险会明显高于不吸烟者，特别是在戒烟3年后，这种效应即使在戒烟30年后仍然存在。我国的病例对照研究结果显示玫瑰痤疮患者和正常对照人群吸烟和饮酒情况无显著差异，这可能是由于玫瑰痤疮患者多为女性，而中国女性吸烟饮酒者相对少见的缘故。期待将来开展前瞻队列研究进一步证实吸烟及饮酒与玫瑰痤疮的因果关系。然而,鉴于烟草和酒精对身体其他方面的危害,大量吸烟及饮酒都是不被推荐的。

（六）饮食习惯

1. 咖啡　早期一项国外的研究显示,咖啡是玫瑰痤疮的加重因素,可能是由于咖啡因对交感神经的影响。然而,一项病例对照研究结果显示玫瑰痤疮患者咖啡因的摄入相较对照组并无明显差异。2018 年一项涉及 82 737 人的前瞻性队列研究也显示咖啡因的摄入并不会增加玫瑰痤疮的风险,相反,摄入高咖啡因含量的咖啡可降低该疾病的发生风险（HR=0.76）。这些看似矛盾的结果可能的解释是:咖啡摄入对玫瑰痤疮的影响可能在于它的饮用温度,而与咖啡本身无关。我国人群的调查结果显示,咖啡的摄入与玫瑰痤疮的发生无显著相关性,可能与咖啡的产地、浓度及饮用习惯（速溶咖啡、手冲或机泡等）等不同有关。

2. 茶饮　目前,国外尚缺乏关于饮茶习惯和玫瑰痤疮关系的流行病学数据。笔者团队通过调查我国 1 347 例玫瑰痤疮患者及匹配的 1 290 例对照组的饮食习惯,调整年龄、性别后,发现每周超过 6 次饮茶与玫瑰痤疮关系密切,尤其与 ETR 的关系最为显著。由于中国不同地区饮茶文化不尽相同,不同产地、种类及品茶浓淡与玫瑰痤疮的关系尚需进一步的数据来证实,但我们认为适量（每周少于 6 次）的饮茶并不增加玫瑰痤疮风险。

3. 辛辣饮食　由于辛辣饮食可以刺激神经末梢,因此一直被认为是玫瑰痤疮的诱发因素之一,但目前尚缺乏循证医学的证据。笔者团队开展的一项饮食习惯与玫瑰痤疮发病关系的研究中,并未证实辛辣饮食与玫瑰痤疮发病相关。由于不同地区的饮食差异且难以量化,辛辣饮食与玫瑰痤疮的相关性尚需进一步的流行病学研究来证实。

4. 甜食及高脂饮食　甜食及高脂饮食均是导致肥胖的重要因素,有研究表明高身体质量指数（body mass index,BMI）增加者玫瑰痤疮的患病风险更高。根据我国玫瑰痤疮的危险饮食习惯调查结果,每周超过 6 次食用油腻食物可能会增加罹患玫瑰痤疮的风险,其中 ETR 和 PhR 与高脂饮食关系尤为显著;而食用甜食与玫瑰痤疮并无明显相关性。然而,该项研究中玫瑰痤疮患者与正常人群的体重分布并无显著差别,因此需要进一步的研究来探索肥胖及甜食和高脂饮食与玫瑰痤疮是否存在相关性。

（七）护肤习惯

根据国外的研究结果,不合适的皮肤护理及清洁习惯,如水温过热或酸碱性成分可能会导致玫瑰痤疮患者的刺痛等皮肤敏感症状发作或加重。目前有很多证据提示,使用不合规护肤品及某些护肤习惯会导致玫瑰痤疮的症状加重或复发,但长期不正确的护肤习惯是否使正常人发生玫瑰痤疮的风险增加尚缺乏有力的证据。在临床工作中我们发现,部分玫瑰痤疮患者长期存在不恰当的护肤习惯,如过度清洁、过多使用保湿水但不使用保湿霜或乳液、频繁敷面膜、定期去角质、偏爱洁面刷/洁面仪等,这种现象是否是中国人群特有或普遍现象,尚需与国外学者进一步交流。为探究护肤习惯是否与玫瑰痤疮发病相关,笔者团队调查了 1 245 例玫瑰痤疮患者在患病前 2 年的护肤习惯,并与 1 538 例对照进行比较,现将结果总结如下。

1. 清洁　洁面作为正常皮肤护理的第一步,是后续护肤的基础。我们发现每日 2 次或以上的洁面频率或泡沫类洁面产品的使用与玫瑰痤疮发病关系密切，进一步对 1 004 例玫瑰痤疮患者和 1 010 例皮肤健康对照者的日常面部清洁习惯进行详细调查，再次证实过度清洁［包括每天使用洁面产品 1~2 次，$OR=4.69$；每年洁面产品数量超过 5 支（100g/ 支），$OR=1.77$；每周使用洁面工具超过 4 次，$OR=2.39$］为玫瑰痤疮的危险因素。因此，对于玫瑰痤疮患者而言，适当且温和的清洁非常重要，每周使用 4~6 次洁面乳，每年约用 3 支洁面乳（100g/ 支）比较合理。不推荐使用洁面工具，如果一定要使用，频率应控制在每周 1~2 次，每次 10 秒以内。

2. **保湿**　使用保湿乳 / 霜是维持和恢复皮肤屏障最简单有效的方法，笔者发现使用正规保湿产品能对玫瑰痤疮起到保护性的作用，特别是对于干性肤质者，还可减轻过度清洁对皮肤屏障的不良影响。然而人们普遍对"保湿"存在误区，很多人往往更偏爱保湿水 / 喷雾或频繁使用面膜"补水"，实际上这些行为只能带来一种"舒适"的假象，若不常规使用保湿霜或乳液，皮肤表面残留的保湿水 / 喷雾在水分蒸发的过程中反而会带走皮肤更多的水分，而面膜的频繁使用则易使角质层呈现浸渍状态从而失去原有的韧性和机械屏障作用。此外，目前市面上的保湿产品除了保湿功能外，往往带有各种附加功效，诸如控油、美白、抗衰老、防过敏等。笔者的研究发现，虽然使用控油产品并不增加玫瑰痤疮风险，但控油产品通常含有水杨酸及调节油脂和具有收敛的化合物，易导致皮肤干燥、破坏皮肤屏障功能，从而加重皮肤敏感症状，因此并不推荐。值得一提的是，由于"敏感肌"概念的过度宣传，抗敏产品备受广大消费者青睐。抗过敏产品通常含有多种生物活性成分（如植物或草药成分），具有抗过敏、抗炎、抗氧化和皮肤修复作用。玫瑰痤疮患病人群使用抗过敏产品的频率往往更高，因疾病所导致的敏感症状甚至在患病前早已出现，使得患者群体更偏爱"抗敏"产品来缓解症状。然而根据我们的研究结果，"抗敏"产品可能短期有"抗敏"作用，但长期使用可能反而会增加玫瑰痤疮患病风险。我们推测，可能是因为部分"抗敏"成分本身又是"致敏原"（如金缕梅），长期使用会进一步增加皮肤的敏感度，尤其是对屏障已被破坏的皮肤；另外，"抗敏"成分不排除包含糖皮质激素的可能。因此，对于玫瑰痤疮的预防和管理，皮肤护理方案应该尽可能的简单，成分多样复杂的功能性产品应尽可能避免，特别推荐使用不含香精、抗菌剂和表面活性剂的单纯保湿产品，尤其是对于干性肤质者。

3. **防晒**　日光或紫外线暴露可诱发或加重玫瑰痤疮的观点已被大家广泛接受。我们的研究结果证实使用防晒产品是玫瑰痤疮的保护因素，且在任何肤质类型都显示出保护效应。值得注意的是，由于防晒产品中可能含有刺激物或过敏原，玫瑰痤疮患者本身皮肤屏障受损，防晒产品可能会导致皮肤刺激敏感症状。因此，用遮阳伞、戴遮阳帽或防晒口罩等遮挡性防晒显得尤为重要，若一定要选择防晒产品，应该优先考虑高耐受性且配方简单的防晒产品，比如成分较少的无机防晒乳。

4. **彩妆**　由于化妆品中含有的矿物油会增加皮肤致敏的可能，且化妆品会使面部产生厚重感，卸妆过程又往往造成机械刺激和过度清洁，因此彩妆被认为是加重皮肤屏障功能障碍的因素。根据我们的研究结果，频繁化妆（每周超过 6 次）是玫瑰痤疮的危险因素。相反，适当化妆可遮挡瑕疵、改善或均匀肤色从而增加个人自信心，起到减压作用，对玫瑰痤疮的预防和治疗均有益。因此,建议尽可能减少化妆次数。

5. 其他 根据笔者的研究结果,一些大众认为正确的"护肤"行为如频繁敷面膜、使用美容院产品、定期美容院皮肤护理反而会增加罹患玫瑰痤疮的风险。究其原因,这可能与我国护肤品市场产品良莠不齐和护肤品生产监管不严有关。在我国,许多不合格的护肤品或自制的护肤品(即所谓"三无"产品),通过网络商务、直销或私人美容院进入市场。一些生产企业为了降低成本并满足消费者的需求,在产品中添加了一些禁用或不可靠的成分,故经常有护肤品中被查出添加激素或某些有害成分超标的报道。缺乏监管的美容院和网络商务是含有激素化妆品最常见的来源,长期使用含有这些成分的不合格护肤品,会使皮肤屏障遭受破坏或微生态环境失调,诱发皮肤敏感症状,最终导致相关面部皮肤疾病发生,比如激素诱导的玫瑰痤疮样皮炎等。此外,使用去角质产品进行深层清洁及过度使用面膜在美容市场也很普遍。所谓的"去角质"实则去掉了皮肤重要的机械屏障——角质层,而过多地使用面膜则会使皮肤角质层发生浸渍,过高的含水量反而削弱了其屏障作用。因此,如果护肤产品的来源和成分不可靠,护肤习惯不当,人们越重视护肤,就越有可能使皮肤屏障遭到损伤,加重玫瑰痤疮或诱导玫瑰痤疮样皮炎。基于以上现象,选择安全可靠的护肤产品是皮肤护理的关键前提。在我国,尤其是皮肤屏障已经受损的人群,应在专业皮肤科医师的指导下获取正确科学的护肤方案。

综上所述,基于我国化妆品市场的现状,一些不良的皮肤护理习惯可能是我国人群罹患玫瑰痤疮的危险因素。根据调查结果,我们总结了一些皮肤护理建议,以使罹患玫瑰痤疮的风险最小化,比如适当使用洁面乳(不超过每天 1 次),坚持使用温和的保湿产品、安全有效的防晒措施(尽量使用规避性、遮挡性防晒)和成分简单的非添加化妆品(底妆类产品的合理使用),面膜和美容院护理不必作为常规护肤程序。对于皮肤屏障已经受损的人群,应建议患者使用成分简单安全的、能修复皮肤屏障的医用功效性护肤品,以避免因不良的护肤习惯增加玫瑰痤疮发生的可能性。

(八)微生物

皮肤局部菌群及胃肠道菌群是现今研究的热点,菌群失调与许多疾病的发生密切相关。在玫瑰痤疮患者中可观察到面部皮肤的微生物如蠕形螨和表皮葡萄球菌的异常增多,也有胃肠道微生物如幽门螺杆菌高感染或小肠细菌过度生长现象(详见第三章第五节),但菌群失调是否直接参与玫瑰痤疮发病仍存在争议,需更多大样本研究数据来证实。

(九)睡眠

在临床工作中,患者常述劳累和睡眠与玫瑰痤疮的发生及症状的反复关系密切,但睡眠质量难以通过患者的阐述评价,一般可以采用国际通用的匹兹堡睡眠质量指数(Pittsburgh sleep quality index,PSQI)量表进行量化,该量表主要包括以下几个成分:"主观睡眠质量""入睡时间""睡眠时间""睡眠效率""睡眠障碍""白天功能障碍"和"使用药物睡眠"。笔者团队通过病例对照研究方法采用 PSQI 量表调查了 608 例玫瑰痤疮及相匹配对照人群的睡眠情况,发现病例组睡眠质量显著低于对照组,且患者的睡眠质量得分与疾病严重程度呈现正性相关性,但由于玫瑰痤疮的症状往往影响患者睡眠,二者孰因孰果很难界定。据文献报道,睡眠质量差可引起机体免疫紊乱或皮肤屏障功能破坏，理论上有诱发或加重玫瑰痤疮的可能。笔者团队进一步通过构建玫瑰痤疮小鼠模型，发现小鼠睡眠剥夺后的确可使其玫瑰痤疮样表现明显加重。此外，笔者团队还比对了 300 例患者及 200 例正常健康人靶基因位点多态性 SNP 的差异表达，结果显示 *HTR2A* 基因和 *ADRB1* 基因与玫瑰痤疮相关，而这两个基因都与睡眠有关。我们推测，对于具有睡眠障碍基因背景的人群，睡眠质量可以通过介导免疫等途径来影响玫瑰痤疮的发生和发展，而玫瑰痤疮患者伴随的灼热、刺痛等自觉症状又进一步影响睡眠质量，二者互为因果，形成恶性循环。因此，保证良好的睡眠质量对于预防或管理玫瑰痤疮具有一定的意义。

三、玫瑰痤疮的预防

根据国内外玫瑰痤疮的危险因素研究结果，我们可以看出玫瑰痤疮的发生原因复杂，遗传、神经血管和局部免疫失调等因素联合参与了疾病的发生过程。任何单一的因素并不一定导致疾病的发生，除去遗传学背景等不可控因素，针对季节、高温、日晒等诱发或加重玫瑰痤疮的自然因素，适当避免这些因素和防护显得异常重要。对于存在皮肤屏障功能受损或有阵发性潮红表现但尚未达到玫瑰痤疮诊断的患者，应避免日晒、高温环境及过热的食物饮品摄入，控制高脂、油腻饮食及茶饮的频率，注意保证良好的睡眠质量、稳定情绪，并建议温和的皮肤护理方案，如避免过度清洁，必要的光防护（遮挡性物理防晒或无机性防晒霜），精简并选择成分简单且安全的护肤产品，面膜和美容院护理不必作为常规护肤程序。适当的化妆并不会加重皮肤损害，但应尽可能减少化妆的次数来降低对皮肤的机械刺激和化学刺激。对于已经明确玫瑰痤疮诊断的患者，在初次接诊时就应告知患者该疾病慢性复发性的特点和周期性加重的可能，并建议患者避免相关危险因素。还可通过口头说明、知识宣传手册、网络等途径向患者介绍生活中应注意的各个方面，如饮食习惯、化妆、护肤、运动、睡眠、情绪等（详见第八章），即使这些因素可能不一定会诱发或加重玫瑰痤疮，患者心理上都是非常想了解的。

第二节 玫瑰痤疮的个人负担和社会负担

通过上一节对玫瑰痤疮的患病情况及危险因素的介绍，我们对玫瑰痤疮的流行病学负担有了一个整体和宏观的认识，但是还有很多因疾病对患者所造成的"看不见"的负担，如经济负担、时间负担、心理负担、社会负担等，这些内容往往是患者更关注和不容忽视的，特别是对于玫瑰痤疮这类慢性复发性疾病。临床医师也越来越不满足于仅仅帮助患者消除其损容性外观或暂时缓解其症状，而是通过对患者进行长期的管理，准确评估疾病对患者个人所造成的困扰程度，以便为患者制订精准及个性化的医疗方案，从而增加患者对治疗的信心和依从性。这一章节我们将从疾病的个人负担和社会负担进一步对玫瑰痤疮的疾病负担进行详细阐述，主要包括患者的生活质量、心理负担、行为适应、卫生经济学负担、社会负担等内容，通过这一部分内容的介绍，临床医师对于应该从哪些方面对患者疾病负担进行评估和把握将有一个全面的了解。

一、玫瑰痤疮患者的生活质量

由于玫瑰痤疮主要好发于面部,给患者造成损容性外观,程度不等地影响了患者的生活质量(quality of life,QoL),生活质量又往往直接影响患者的情绪和心理健康,而大量的研究证据表明不良的精神心理因素本身又参与玫瑰痤疮的发生和发展。因此,医师在治疗疾病时,除了帮助患者恢复生理健康外,还要关注和评估患者的生活质量和社会功能。QoL问卷是评估生活质量的量表,通过记录QoL参数能够使医师将患者对疾病的观点纳入疾病严重性评估,同时也是评价患者疗效和预后的参考指标。目前比较通用的量表是皮肤病生活质量指数(dermatology life quality index,DLQI)(表2-1),包括情绪、学习/工作、生活、社交等方面来评价疾病对患者生活质量造成的影响,得分越高,说明皮肤问题对生活质量的影响越大,生活质量越差。既往已有许多研究通过DLQI评价玫瑰痤疮对生活质量的影响,均得出玫瑰痤疮影响生活质量的结论,其影响程度与面部受累面积、疾病严重程度及焦虑、抑郁评分等因素呈正相关。其中一项针对欧美多个国家的调查结果显示玫瑰痤疮对生活质量造成中度以上影响的比例高达1/2。笔者团队通过DLQI对900余例中国玫瑰痤疮患者的生活质量进行评估也得到了类似结果,一半以上的患者存在重度或以上生活质量受损。DLQI问卷是通用的皮肤病生活质量的量表,理想条件下,研究人员应该使用针对特定疾病的QoL问卷来准确评估该疾病对生活质量的影响。2002年,Kimbely等人开发了特定针对玫瑰痤疮患者生活质量全面评估的QoL量表——玫瑰痤疮生活质量指数(rosacea quality of life index,RosaQoL)(表2-2)。RosaQoL共包含21个问题,分为3个维度:症状效应(SX)、情绪效应(EM)和功能效应(FX)。中国人民解放军陆军军医大学西南医院曾邀请76名玫瑰痤疮患者分别采用DLQI和RosaQoL这两种标准量表进行生活质量评估,结果均证实了玫瑰痤疮患者存在生活质量受损,RosaQoL和DLQI平均总分分别为(68.5±12.6)分和(11.2±6.1)分。RosaQoL的三个维度均有显著意义,其中对情绪效应的影响最大。DLQI评分显示玫瑰痤疮主要影响三个方面:尴尬或自卑、社交或休闲活动、购物或做家务或整理庭院,其中高达67.11%的患者表示玫瑰痤疮引发的尴尬或自卑是严重或非常严重的,而对性生活、治疗花费的时间和穿衣服影响相对较小。由此可见玫瑰痤疮影响患者生活质量非常普遍,其中心理上和情绪上的影响最常见。RosaQoL虽为玫瑰痤疮特异性量表,但由于文化差异等的影响,有些问题并不完全适用于中国人群。笔者团队在得到作者授权后对其进行修订,剔除了"我常试图通过化妆等掩饰我的玫瑰痤疮外观""我感觉眼睛不适(干燥、异物感)"这两项,形成了中国改良版RosQoL,随后对改良后的量表进行信度和效度检验,并在200余例患者中进行验证。最终的中国改良版RosQoL包含19项,3个维度,即情绪(11项)、功能(2项)和症状(6项)。回答选项是"从不"(=1)、"很少"(=2)、"有时"(=3)、"经常"(=4)和"总是"(=5)。中国改良版RosQoL不仅能够有效评估中国玫瑰痤疮患者的生活质量,而且能够辅助评估治疗方法的临床疗效和满意度,是评价健康状况的良好工具,可供广大临床医师作为参考。

表 2-1 皮肤病生活质量指数（DLQI）量表

1. 上周内,您的皮肤感到痒、触痛、疼痛、刺痛了吗?
□ 非常多 □ 许多 □ 一点 □ 完全没有

2. 上周内,由于您的皮肤问题,您感到尴尬或自卑吗?
□ 非常多 □ 许多 □ 一点 □ 完全没有

3. 上周内,因为皮肤问题,对您购物、做家务、整理庭院影响程度如何?
□ 非常多 □ 许多 □ 一点 □ 完全没有 □ 无关

4. 上周内,皮肤问题对您穿衣服影响程度如何?
□ 非常多 □ 许多 □ 一点 □ 完全没有 □ 无关

5. 上周内,皮肤问题对您的社交或休闲生活有多大的影响?
□ 非常多 □ 许多 □ 一点 □ 完全没有 □ 无关

6. 上周内,皮肤问题对您的运动有多大妨碍?
□ 非常多 □ 许多 □ 一点 □ 完全没有 □ 无关

7. 上周内,皮肤问题是否让您无法上班或学习?
□ 是 □ 不是 □ 无关
如果选择"不是",那么上周内您的皮肤问题对工作或学习有多大影响呢?
□ 许多 □ 一点 □ 完全没有

8. 上周内,皮肤问题妨碍了您和爱人、亲密的朋友、亲戚间的交往了吗?
□ 非常多 □ 许多 □ 一点 □ 完全没有 □ 无关

9. 上周内,皮肤问题给您的性生活造成了多大影响?
□ 非常多 □ 许多 □ 一点 □ 完全没有 □ 无关

10. 上周内,由于治疗您皮肤的毛病,给您造成了多少麻烦,如把家里弄得一团糟或占用了您很多时间?
□ 非常多 □ 许多 □ 一点 □ 完全没有 □ 无关

表 2-2 玫瑰痤疮生活质量指数（RosaQoL）测量量表（中文版）

最近四周内您经常经历下面的情况吗? 【选项:从不,偶尔,有时候,经常和总是】	类别
1. 担心我的玫瑰痤疮症状很严重	情绪
2. 皮肤有烧灼或刺痛感	症状
3. 担心我的皮肤会留下瘢痕	情绪
4. 担心我的玫瑰痤疮症状会变得越来越严重	情绪
5. 担心玫瑰痤疮药物治疗会有副作用	情绪
6. 我的玫瑰痤疮症状很容易被激发	症状
7. 因为玫瑰痤疮我感到尴尬、不好意思	情绪
8. 因为玫瑰痤疮我觉得很烦恼、沮丧	情绪

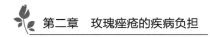

续表

最近四周内您经常经历下面的情况吗? 【选项:从不,偶尔,有时候,经常和总是】	类别
9. 因为玫瑰痤疮使得我的皮肤变得敏感	症状
10. 我对我的玫瑰痤疮感到气愤	情绪
11. 因为玫瑰痤疮对我外貌的影响(发红,毛细血管扩张等)感到苦恼	情绪
12. 因为玫瑰痤疮我觉得很自卑	情绪
*13. 我常试图通过化妆等掩饰我的玫瑰痤疮外观	功能
14. 玫瑰痤疮的持续性和反复发作使我感到苦恼	情绪
15. 因为玫瑰痤疮,我尽量避免某些食物或饮料(如牛肉等发物,或辣椒、酒等刺激性食物)	功能
16. 我的皮肤不平整(不光滑,凹凸不平)	症状
17. 我的皮肤会阵发性发红	症状
18. 我的皮肤容易受到刺激(如化妆、清洁时)	症状
*19. 我感觉眼睛不适(干燥、异物感)	症状
20. 我常常担心我的酒渣鼻	情绪
21. 因为玫瑰痤疮,我尽量避免某些环境(如高温、潮湿、寒冷)	功能

注:* 中国改良版 RosQoL 不包含问题 13 和 19。

二、玫瑰痤疮患者的心理负担

玫瑰痤疮对患者生活质量影响最大的方面是心理和情绪,由疾病所导致的包括焦虑、抑郁和忧虑等心理负担不容忽视。患者由于面容受损,或注意到周围人对于自己面部发红的过分关注及误解,或认为自身的面部疾患会降低他们的吸引力,容易出现尴尬、痛苦、自卑及回避社交环境的表现,同时玫瑰痤疮发作时的潮红、灼热、刺痛和干燥往往令患者难以忍受,这些因素都有可能导致精神心理受损,如抑郁和焦虑。有研究表明,反复的面部潮红是玫瑰痤疮患者发生焦虑的重要原因,而焦虑本身可以表现为皮肤潮热发红或加重玫瑰痤疮的面部潮红,二者互相影响,可形成恶性循环。

虽然皮肤病学家对皮肤病患者的心理负担有一定程度关注,但对玫瑰痤疮患者的心理负担研究主要体现在对患者抑郁、焦虑状态的评估。有调查显示高达 1/3 的玫瑰痤疮患者都有一定程度的抑郁。与其他皮肤病患者相比,玫瑰痤疮患者出现永久性焦虑状态的可能性也更高。2016 年丹麦一项在全国范围内随访 15 年的队列研究发现玫瑰痤疮患抑郁、焦虑的风险增加,且中重度玫瑰痤疮较轻度患者其风险增加更为明显。在中国一项对 196 名健康对照者和 201 名玫瑰痤疮患者的调查研究发现,玫瑰痤疮患者的生活质量评分、焦虑和抑郁评分明显高于正常人群。笔者团队在中国人群开展的一项研究对 700 余例玫瑰痤疮患者进行了调查,发现一半以上玫瑰痤疮患者存在焦虑或抑郁症状,均显著高于正常人群,且患者的 DLQI 评分与抑郁和焦虑状态存在相关性。

根据以上国内外的研究结果,可以看出玫瑰痤疮给患者带来的不仅仅是容貌上可见的影响,更是心理上不可见的负担。在临床治疗玫瑰痤疮患者过程中,医师往往更多关注体征而低估患者的自觉症状,但根据我们的调查结果以及国外某些学者的观点,真正对患者造成生活困扰和心理负担的往往是玫瑰痤疮的自觉症状(潮红、刺痛、灼热感等)而非体征。2017 年美国国家玫瑰痤疮协会专家委员会建议使用焦虑 - 抑郁 - 压力量表(depression anxiety stress scale,DASS-42,表 2-3)或精简版(DASS-21,表 2-4)和宾州忧虑问卷(penn state worry questionnaire,PSWQ,表 2-5)对玫瑰痤疮患者进行心理负担评估。对于确实存在心理负担的患者,医师在予以安全、快速、有效治疗的同时应提供必要的心理疏导和辅助治疗,可视情况及时寻求心理科的帮助,使患者保持心理健康状态,良好的心态往往更有利于病情的缓解。

表 2-3 焦虑 - 抑郁 - 压力量表(DASS-42)

请仔细阅读以下每个条目,并根据过去一周的情况,在每个条目中选择适用于你情况的程度选项。请回答每个条目,选择没有对错之分。不要在条目上花过多时间。

评价程度:0——不符合;1——有时符合;2——常常符合;3——总是符合

总分为 0~126 分,得分越高,表示压力越大。基于百分比分数,0~78 分为正常,79~87 分为轻度,88~95 分为中度,96~98 分为严重,99~126 分为极度严重。

1. 我发现自己被琐碎的事情弄得心烦意乱
2. 我感觉口干舌燥
3. 我似乎一点积极的感觉都没有
4. 我感觉呼吸困难(例如气喘或透不过气来)
5. 我好像就是走不动
6. 我容易反应过度
7. 我感到摇晃(例如腿软)
8. 我感到很难放松自己
9. 我担心一些可能让自己出丑或恐慌的场合
10. 我觉得好像没什么事能让我充满期待
11. 我发现自己很容易心烦意乱
12. 我觉得自己消耗了很多精力
13. 我感到悲伤和抑郁
14. 当我在任何方面被耽搁时(如电梯、交通灯、等待),我发现自己变得不耐烦了
15. 我感到头晕
16. 我觉得我对一切都失去了兴趣
17. 我感到我自己不怎么配做人
18. 我觉得自己很敏感
19. 在没有高温或体力消耗的情况下,我出汗明显(例如手出汗)
20. 我无缘无故地感到害怕
21. 我觉得生活不值得
22. 我觉得很难让自己安静下来
23. 我吞咽困难

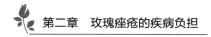

续表

24. 我似乎无法从我所做的事情中得到任何乐趣

25. 即使在没有明显的体力活动时,我也感到心律不正常(如心率加快、心搏停止)

26. 我感到心灰意冷

27. 我发现我很容易被触怒

28. 我感到快要崩溃了

29. 发生不愉快的事之后,我觉得很难平静下来

30. 我担心自己会被一些琐碎但不熟悉的任务"抛弃"

31. 我对任何事情都没有热情

32. 我发现很难容忍别人打断我正在做的事

33. 我处于紧张状态

34. 我觉得自己很没用

35. 我不能容忍任何妨碍我继续工作的事情

36. 我感到恐惧

37. 我看不到未来有希望

38. 我感觉生命毫无意义

39. 我发现自己变得焦躁不安

40. 某些情况下我会惊慌失措,出洋相

41. 我感到颤抖(例如手抖)

42. 我感到很难主动去开始工作

表 2-4　焦虑 - 抑郁 - 压力量表中文精简版(DASS-21)

请仔细阅读以下每个条目,并根据过去一周的情况,在每个条目中选择适用于你情况的程度选项。请回答每个条目,选择没有对错之分。

评价程度:

0——不符合;1——有时符合;2——常常符合;3——总是符合

1. 我觉得很难让自己安静下来

2. 我感到口干舌燥

3. 我好像一点都没有感觉到任何愉快、舒畅

4. 我感到呼吸困难(如气喘或透不过气来)

5. 我感到很难主动去开始工作

6. 我对事情往往做出过敏反应

7. 我感到颤抖(如手抖)

8. 我觉得自己消耗了很多精力

9. 我担心一些可能让自己恐慌或出丑的场合

10. 我觉得自己对不久的将来没有什么可期盼的

11. 我感到忐忑不安

12. 我感到很难放松自己

13. 我感到忧郁沮丧

14. 我无法容忍任何阻碍我继续工作的事情

15. 我感到快要崩溃了

16. 我对任何事情都不能产生热情

17. 我觉得我自己不怎么配做人

18. 我发觉自己很容易被触怒

19. 即使在没有明显的体力活动时,我也感到心律不正常

20. 我无缘无故地感到害怕

21. 我感到生命毫无意义

表 2-5　宾州忧虑问卷(PSWQ)

1. 如果我没有足够的时间做一件事,我也不会感到担忧

很不符合　□ 1　□ 2　□ 3　□ 4　□ 5　很符合

2. 我的担忧要把我压垮了

很不符合　□ 1　□ 2　□ 3　□ 4　□ 5　很符合

3. 我不太会担忧什么事情

很不符合　□ 1　□ 2　□ 3　□ 4　□ 5　很符合

4. 在很多情况下我都会感到担忧

很不符合　□ 1　□ 2　□ 3　□ 4　□ 5　很符合

5. 我知道我没必要担忧,但我就是控制不住自己

很不符合　□ 1　□ 2　□ 3　□ 4　□ 5　很符合

6. 当我有压力的时候,我会非常担忧

很不符合　□ 1　□ 2　□ 3　□ 4　□ 5　很符合

7. 我总为一些事情感到担忧

很不符合　□ 1　□ 2　□ 3　□ 4　□ 5　很符合

8. 我很容易就能摆脱一些担忧的想法

很不符合　□ 1　□ 2　□ 3　□ 4　□ 5　很符合

9. 一旦我完成一项任务,我就会开始担忧其他要做的事

很不符合　□ 1　□ 2　□ 3　□ 4　□ 5　很符合

10. 我从不担忧任何事情

很不符合　□ 1　□ 2　□ 3　□ 4　□ 5　很符合

11. 当我对一件事情无能为力的时候,我也就不再担忧了

很不符合　□ 1　□ 2　□ 3　□ 4　□ 5　很符合

12. 我一直都是一个容易担忧的人

很不符合　□ 1　□ 2　□ 3　□ 4　□ 5　很符合

13. 我注意到我总是处于担忧的状态

很不符合　□ 1　□ 2　□ 3　□ 4　□ 5　很符合

14. 一旦我开始担忧,我就停不下来

很不符合　□ 1　□ 2　□ 3　□ 4　□ 5　很符合

15. 我无时无刻不在担忧

很不符合　□ 1　□ 2　□ 3　□ 4　□ 5　很符合

16. 在任务未完成之前,我会始终担忧它

三、玫瑰痤疮患者的行为适应

玫瑰痤疮的行为适应是指患者患病后由于疾病本身带来的不适感或为了减少疾病的发作所做出的一些行为和生活方式的改变,比如情绪管理、改变饮食或运动习惯、减少户外活

动和社交、增加化妆/护肤时间等,实际上在 DLQI 量表中包括了该部分内容,并对此进行半定量和分类,但量表中所包含的内容很难和实际生活联系起来,因此一些专门评估玫瑰痤疮疾病负担的学者会单独询问患者所做出的适应性行为。根据欧美国家的调查报告显示,86% 以上的患者会主动去避免某些行为或触发因素来减少玫瑰痤疮发作,最常见的行为包括日晒、热水澡/桑拿、化妆/护肤品、社交活动、游泳、运动、饮酒、食用辛辣食物、热食或热饮、冷气等。此外,由于玫瑰痤疮的症状常常会因为紧张、焦虑等情绪而触发造成患者面容的改变,超过一半的患者表示会通过努力控制自己的情绪或通过化妆、增加皮肤护理时间让自己看起来尽量正常。这些看起来并不难的行为改变恰恰反映了疾病对患者的影响,因为改变习惯其实并不容易,特别是需要同时改变多种行为时。

四、玫瑰痤疮的卫生经济学负担

(一)经济负担

经济负担是疾病负担的重要部分,由于疾病的复发性及部分患者对常规治疗抵抗,患病人群往往会盲目地寻求一些非正规医疗手段来缓解症状,从而造成不必要的花费。直接评价玫瑰痤疮花费的研究并不多,2017 年美国有一项针对 195 例玫瑰痤疮患者花费的研究,发现患者的每月花费(包括自付和保险)与疾病的严重程度呈正相关,花费最高组每月花费25~50 美元。国内对于玫瑰痤疮经济负担的研究缺乏,笔者团队粗略的调查结果显示,玫瑰痤疮患者既往治疗总花费(包括治疗直接费用、疾病相关的护理费、护肤品及差旅和误工)的平均数约为 1 万元人民币,而治疗直接费用平均数在 6 000 元人民币左右。有研究显示治疗费用太高是导致玫瑰痤疮患者依从性差或治疗不满意的主要原因之一。玫瑰痤疮的治疗方法很多,不同治疗价格差异悬殊,特别是部分光电治疗的成本明显高于药物治疗,但目前对于不同治疗方法的成本效益的研究甚少,仅有部分关于外用药物的成本效益分析,关注这部分内容对于指导患者选择有效且低成本的治疗方法有重要意义。

(二)支付意愿

支付意愿(WTP)是间接评估经济和疾病负担的有效工具,其重点是患者愿意为假设的疾病治疗所支付的费用。根据国内外大部分关于 WTP 的研究,支付意愿共包含三个标准化问题:①患者愿意每月支付的金额来实现该疾病的可持续治疗。②若达到彻底治愈该疾病,患者愿意一次性支付的金额总和。③为达到完全治愈,患者愿意投入的月收入百分比。对于长期存在难以一次性治愈的慢性病,有些研究也会增加生命交换的问题:在接下来的日子里,您愿意"牺牲多久患病的寿命,来换取未来无疾病的寿命"。最早关于玫瑰痤疮支付意愿的研究是 2013 年德国的一项基于问卷调查的非干预性横断面研究,共包含 475 名玫瑰痤疮患者(女性占 79.9%,平均年龄 56.3 岁,年龄范围 26~90 岁),结果显示仅 6.8% 的人不愿意投入任意金额来持续治疗该疾病,绝大多数参与者(53.5%)愿意投入月收入的 10% 以下,28.3% 的参与者愿意投入月收入的 10%~20%,愿意投入月收入 20% 以上的占 11.4%。为彻底治愈该病愿意一次性支付的平均金额为 2 880 欧元(中位数 500 欧元),相比其他皮肤疾病处于中等水平(同期调查特应性皮炎患者的一次性支付意愿金额中位数为 1 000 欧元)。

女性的 WTP 相对男性更高,随着患者年龄和病程的增长,支付意愿逐渐降低,在 21~30 岁年龄组达最高,平均为(40 012.5 ± 1.05)欧元。面部受累程度严重者往往 WTP 更高。在所有与支付意愿相关的因素中,DLQI 与 WTP 之间的相关性最显著,这和 2018 年在欧美国家进行的一项针对 700 多例玫瑰痤疮患者的结果一致。国内针对玫瑰痤疮支付意愿的研究非常少,笔者团队针对 594 例玫瑰痤疮患者的调查结果与国外研究基本一致,随着患者年龄的增长,支付意愿逐渐降低,WTP 与 DLQI 存在正相关关系。

根据以上研究结果,影响患者支付意愿的主要因素包括疾病的临床症状、严重程度及生活质量受损程度,这些因素同样是玫瑰痤疮疾病负担的体现,进行疾病健康教育减少复发并开发有效的治疗手段延长疾病缓解期是减轻疾病经济负担、增加患者满意度及降低成本 - 效益比的有效途径。

五、玫瑰痤疮的社会负担

社会中的每一个个体,都需要去适应或平衡和社会的关系,玫瑰痤疮患者也一样,即使罹患疾病,也要去平衡学习及工作、家庭及社会关系。在一项针对欧美国家的 710 例玫瑰痤疮患者调查报告显示,29% 的患者认为医师对他们的症状不够重视,37% 的患者认为朋友或家人并不能理解他们的痛苦。高达 55% 的患者认为他们的疾病状态影响其工作能力,特别是生活质量评分高的患者,每年由于玫瑰痤疮误工 / 请假的天数是评分低者的 2 倍[(8.2 ± 12.4)天 vs(3.0 ± 13.4)天,$P \leqslant 0.05$]。患者的就诊频率一方面反映了该病所占用的医疗资源,同时也是疾病负担的另一个体现。美国 2017 年一项针对 600 例玫瑰痤疮的网络调查研究显示,1/5~1/4 的患者在过去 3 个月内有因玫瑰痤疮的就诊经历,而前文提到的欧美国家调查的 710 例患者中,约 18% 的患者在过去 1 年有过因玫瑰痤疮至急诊就诊经历。值得注意的是与患者总就医次数及急诊就诊次数关系最显著的因素是 DLQI 评分,而不是症状发作的频率或严重程度,可见生活质量是疾病负担的重要内容,它在反映该疾病对患者的困扰程度的同时也影响患者的自我评估和社会行为。

六、玫瑰痤疮的疾病高负担患者

针对玫瑰痤疮疾病负担(患病率、生活质量、支付意愿等)研究越来越多,近年来由 Tan 等学者提出了玫瑰痤疮高负担者(high burden,HB)概念,即患者遭受 DLQI 中涉及的不良心理社会、生活方式和经济因素的综合影响。疾病高负担往往并不与疾病的严重程度平行,有些患者即使症状很轻微,也可能对其生活造成巨大的影响,这类患者通常对个人及医疗系统均带来额外的负担。HB 的定义主要是通过生活质量、生活方式适应、生命时间交换和支付意愿这四方面来评价,以超过所调查人群的中位数定义为阳性,若有以上三方面及以上评定为阳性则可定义为 HB。该研究在 2017 年 9 月至 12 月对来自美国、加拿大、意大利、英国、德国和法国共 710 例玫瑰痤疮患者进行在线调查。对 DLQI 评分 >5 分、生活方式适应评分 >6 分、愿意支付超过每月收入的 20% 及愿意牺牲超过 6 个月的患病生命来换取完全治愈者定义为阳性,总计 158 例(22.3%)患者符合 3 个或以上阳性标准被定义为 HB。

　　Tan 还总结了数个提示患者为 HB 的可能性显著增加的因素:皮肤问题对日常活动造成影响;首次出现症状时年龄小于 30 岁;就诊当天自我评价玫瑰痤疮的严重程度为中度或以上;发作期间因症状感到不适;昂贵的皮肤护理程序;油性皮肤;从首发症状到首次就医之间的时间小于 3 个月。根据以上特征可以看出玫瑰痤疮高负担更多体现在患者的感受和对疾病的态度上,而与疾病本身的严重程度并不直接相关。在临床实践中识别 HB 可以帮助医疗工作者及时实施更强化的治疗。为了在接诊的短时间内帮助确定 HB,作者建议在临床实践中对每位玫瑰痤疮患者提问以下问题,以了解玫瑰痤疮在日常生活中困扰他们的程度:

　　1. 您的玫瑰痤疮隔多久会复发,发作时您不舒服的程度?

　　2. 您是否因患玫瑰痤疮感到刺痛、烧灼、瘙痒或疼痛?

　　3. 玫瑰痤疮对您的日常生活有什么影响?

　　4. 在过去的一年里,您有多少次因为玫瑰痤疮向医疗服务提供者求助?

　　2017 年美国的一项针对玫瑰痤疮的网络调查显示患者对治疗不满意的首要原因就是医师的治疗方案并没有解决他们最想改善的病症。临床医师若能将以上问题或类似的疾病负担相关问题纳入日常实践中,使自己对疾病的评估与患者的感受尽可能一致,既容易获得患者的信任,同时也有利于给患者制订更为合理且个体化的方案从而提高疗效和满意度。虽然临床工作中,给予每位患者的时间有限,但对患者来说,玫瑰痤疮是一个长期的问题,给患者一些时间来谈论和表达他们的担忧,才能对患者进行个体化的疾病负担评估。对于符合 HB 者,临床医师可以提供更频繁的随访和心理健康支持,通过对患者进行持续管理,最大限度改善治疗效果,降低疾病负担,长期来说将减少患者未来就诊的频率,大大节约了时间成本和医疗资源。

（黄莹雪）

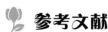
参考文献

［1］TAN J,BERG M. Rosacea:current state of epidemiology［J］. J Am Acad Dermatol,2013,69(6 Suppl 1):S27-35.

［2］RUEdA L J,MOTTA A,PABON J G,et al. Epidemiology of rosacea in Colombia［J］. Int J Dermatol,2017,56(5):510-513.

［3］GETHER L,OVERGAARD L K,EGEBERG A,et al. Incidence and prevalence of rosacea:a systematic review and meta-analysis［J］. Br J Dermatol,2018,179(2):282-289.

［4］ABRAM K,SILM H,OONA M. Prevalence of rosacea in an Estonian working population using a standard classification［J］. Acta Derm Venereol,2010,90(3):269-273.

［5］DOE P T,ASIEDU A,ACHEAMPONG J W,et al. Skin diseases in Ghana and the UK［J］. Int J Dermatol,2001,40(5):323-326.

［6］AUGUSTIN M,HERBERGER K,HINTZEN S,et al. Prevalence of skin lesions and need for treatment in a cohort of 90 880 workers［J］. Br J Dermatol,2011,165（4）:865-873.

［7］ KHALED A,HAMMAMI H,ZEGLAOUI F,et al. Rosacea:244 Tunisian cases［J］. Tunis Med,2010,88（8）:
597-601.

［8］ TAN J,SCHOFER H,ARAⅧSKAIA E,et al. Prevalence of rosacea in the general population of Germany and
Russia - The RISE study［J］. J Eur Acad Dermatol Venereol,2016,30（3）:428-434.

［9］ SPOENDLIN J,VOEGEL J J,JICK S S,et al. A study on the epidemiology of rosacea in the U. K［J］. Br J
Dermatol,2012,167（3）:598-605.

［10］ JANSEN T,PLEWIG G. Rosacea:classification and treatment［J］. J R Soc Med,1997,90（3）:144-150.

［11］ KUCUKUNAL A,ALTUNAY I,ARICI J E,et al. Is the effect of smoking on rosacea still somewhat of a
mystery？［J］. Cutan Ocul Toxicol,2016,35（2）:110-114.

［12］ ABRAM K,SLIM H,MAAROOS H I,et al. Risk factors associated with rosacea［J］. J Eur Acad Dermatol
Venereol,2010,24（5）:565-571.

［13］ LAZARIDOU E,FOTIADOU C,ZIAKAS N G,et al. Clinical and laboratory study of ocular rosacea in
northern Greece［J］. J Eur Acad Dermatol Venereol,2011,25（12）:1428-1431.

［14］ VIEIRA A C,MANNIS M J. Ocular rosacea:common and commonly missed［J］. J Am Acad Dermatol,2013,
69（6 Suppl 1）:S36-41.

［15］ LI J,WANG B,DENG Y,et al. Epidemiological features of rosacea in Changsha,China:A population-based,
cross-sectional study［J］. The Journal of dermatology,2020,47（5）:497-502.

［16］ ZUO Z,WANG B,SHEN M,et al. Skincare Habits and Rosacea in 3,439 Chinese Adolescents:A University-
based Cross-sectional Study［J］. Acta dermato-venereologica,2020,100（6）:adv00081.

［17］ Deng Z,Yan S,Li J,et al. The association between rosacea and the condition of low tolerance to skincare of
the facial skin:a case-control study in China［J］. J Cosmet Dermatol,2022,21（3）:1171-1177.

［18］ 张荣利,李承新. 玫瑰痤疮发病因素调查及其紫外线最小红斑量测定［J］.中国皮肤性病学杂志,
2013,27（12）:1233-1235.

［19］ ALDRICH N,GERSTENBLITH M,FU P,et al. Genetic vs Environmental Factors That Correlate With
Rosacea:A Cohort-Based Survey of Twins［J］. JAMA Dermatol,2015,151（11）:1213-1219.

［20］ BEIKERT F C,LANGENBRUCH A K,RADTKE M A,et al. Willingness to pay and quality of life in patients
with rosacea［J］. J Eur Acad Dermatol Venereol,2013,27（6）:734-738.

［21］ GOTZ H,CRONEN J. UV-sensitivity of the skin in rosacea［J］. Z Hautkr,1980,55（4）:232-236.

［22］ BERG M. Epidemiological studies of the influence of sunlight on the skin［J］. Photodermatol,1989,6（2）:
80-84.

［23］ BAE Y I,YUN S J,LEE J B,et al. Clinical evaluation of 168 korean patients with rosacea:the sun exposure
correlates with the erythematotelangiectatic subtype［J］. Ann Dermatol,2009,21（3）:243-249.

［24］ JAWOREK A K,WOJAS-PELC A,PASTUSZCZAK M. Aggravating factors of rosacea［J］. Przegl Lek,2008,
65（4）:180-183.

［25］ WILKIN J K. Oral thermal-induced flushing in erythematotelangiectatic rosacea［J］. J Invest Dermatol,

1981,76(1):15-18.

[26] OZKOL H U,CALKA O,AKDENIZ N,et al. Rosacea and exposure to tandoor heat:Is there an association?
[J]. Int J Dermatol,2015,54(12):1429-1434.

[27] GUZMAN-SANCHEZ D A,ISHIUJI Y,Patel T,et al. Enhanced skin blood flow and sensitivity to noxious heat
stimuli in papulopustular rosacea[J]. J Am Acad Dermatol,2007,57(5):800-805.

[28] AKSOY B,ALTAYKAN-HAPA A,EGEMEN D,et al. The impact of rosacea on quality of life:effects of
demographic and clinical characteristics and various treatment modalities[J]. Br J Dermatol,2010,163(4):
719-725.

[29] SALAMON M,ChODKIEWICZ J,SYSA-JEDRZEJOWSKA A,et al.[Quality of life in patients with rosacea]
[J]. Przegl Lek,2008,65(9):385-389.

[30] GUPTA M A,GUPTA A K,CHEN S J,et al. Comorbidity of rosacea and depression:an analysis of the
National Ambulatory Medical Care Survey and National Hospital Ambulatory Care Survey—Outpatient
Department data collected by the U. S. National Center for Health Statistics from 1995 to 2002[J]. Br J
Dermatol,2005,153(6):1176-1181.

[31] HABER R,El GEMAYEL M. Comorbidities in rosacea:A systematic review and update[J]. J Am Acad
Dermatol,2018,78(4):786-792,e788.

[32] LAVDA A C,WEBB T L,THOMPSON A R. A meta-analysis of the effectiveness of psychological
interventions for adults with skin conditions[J]. Br J Dermatol,2012,167(5):970-979.

[33] MULLER M D,SAUDER C L,RAY C A. Mental Stress Elicits Sustained and Reproducible Increases in Skin
Sympathetic Nerve Activity[J]. Physiol Rep,2013,1(1):e00002.

[34] SCHWAB V D,SULK M,SEELIGER S,et al. Neurovascular and neuroimmune aspects in the pathophysiology
of rosacea[J]. J Investig Dermatol Symp Proc,2011,15(1):53-62.

[35] STEINHOFF M,SCHAUBER J,LEYDEN J J. New insights into rosacea pathophysiology:a review of recent
findings[J]. J Am Acad Dermatol,2013,69(6 Suppl 1):S15-26.

[36] SPOENDLIN J,BICHSEL F,VOEGEL J J,et al. The association between psychiatric diseases,psychotropic
drugs and the risk of incident rosacea[J]. Br J Dermatol,2014,170(4):878-883.

[37] LI S,CHO E,DRUCKER A M,et al. Alcohol intake and risk of rosacea in US women[J]. J Am Acad
Dermatol,2017,76(6):1061-1067,e1062.

[38] KYRIAKIS K P,PALAMARAS I,TERZOUDI S,et al. Epidemiologic aspects of rosacea[J]. J Am Acad
Dermatol,2005,53(5):918-919.

[39] LI S,CHO E,DRUCKER A M,et al. Cigarette Smoking and Risk of Incident Rosacea in Women[J]. Am J
Epidemiol,2017,186(1):38-45.

[40] YUAN X,HUANG X,WANG B,et al. Relationship between rosacea and dietary factors:A multicenter
retrospective case-control survey[J]. J Dermatol,2019,46(3):219-225.

[41] LI S,CHEN M L,DRUCKER A M,et al. Association of Caffeine Intake and Caffeinated Coffee Consumption
With Risk of Incident Rosacea in Women[J]. JAMA Dermatol,2018,154(12):1394-1400.

［42］TWO A M,WU W,GALLO R L,et al. Rosacea:part I. Introduction,categorization,histology,pathogenesis, and risk factors［J］. J Am Acad Dermatol,2015,72(5):749-758;quiz 759-760.

［43］CHOSIDOW O,CRIBIER B. Epidemiology of rosacea:updated data［J］. Ann Dermatol Venereol,2011,138 Suppl 3:S179-183.

［44］LI G,WANG B,ZHAO Z,et al. Excessive cleansing:an underestimating risk factor of rosacea in Chinese population［J］. Arch Dermatol Res,2020.

［45］DRAELOS Z D,ERTEL K,Berge C. Niacinamide-containing facial moisturizer improves skin barrier and benefits subjects with rosacea［J］. Cutis,2005,76(2):135-141.

［46］GUERRERO D. Dermocosmetic management of the red face and rosacea［J］. Ann Dermatol Venereol,2011, 138 Suppl 3:S215-218.

［47］DEL ROSSO J Q,THIBOUTOT D,GALLO R,et al. Consensus recommendations from the American Acne & Rosacea Society on the management of rosacea,part 1:a status report on the disease state,general measures, and adjunctive skin care［J］. Cutis,2013,92(5):234-240.

［48］ELEWSKI B E,DRAELOS Z,DRENO B,et al. Rosacea - global diversity and optimized outcome:proposed international consensus from the Rosacea International Expert Group［J］. J Eur Acad Dermatol Venereol, 2011,25(2):188-200.

［49］ALINIA H,MORADI TUCHAYI S,FARHANGIAN M E,et al. Rosacea patients seeking advice:Qualitative analysis of patients' posts on a rosacea support forum［J］. J Dermatolog Treat,2016,27(2):99-102.

［50］MOUSTAFA F,LEWALLEN R S,FELDMAN S R. The psychological impact of rosacea and the influence of current management options［J］. J Am Acad Dermatol,2014,71(5):973-980.

［51］TAN J,BLUME-PEYTAVI U,ORTONNE J P,et al. An observational cross-sectional survey of rosacea: clinical associations and progression between subtypes［J］. Br J Dermatol,2013,169(3):555-562.

［52］ADDOR F A. Skin barrier in rosacea［J］. An Bras Dermatol,2016,91(1):59-63.

［53］TURGUT ERDEMIR A,GUREL M S,KOKU AKSU A E,et al. Demodex mites in acne rosacea:reflectance confocal microscopic study［J］. Australas J Dermatol,2017,58(2):e26-30.

［54］LAZARIDOU E,GIANNOPOULOU C,FOTIADOU C,et al. The potential role of microorganisms in the development of rosacea［J］. J Dtsch Dermatol Ges,2011,9(1):21-25.

［55］GRAVINA A,FEDERICO A,RUOCCO E,et al. Helicobacter pylori infection but not small intestinal bacterial overgrowth may play a pathogenic role in rosacea［J］. United European Gastroenterol J,2015,3(1): 17-24.

［56］WHITFELD M,GUNASINGAM N,LEOW L J,et al. Staphylococcus epidermidis:a possible role in the pustules of rosacea［J］. J Am Acad Dermatol,2011,64(1):49-52.

［57］DRAGO F,DE COL E,AGNOLETTI A F,et al. The role of small intestinal bacterial overgrowth in rosacea:A 3-year follow-up［J］. J Am Acad Dermatol,2016,75(3):e113-115.

［58］WANG Z,XIE H,GONG Y,et al. Relationship between rosacea and sleep［J］. J dermatol,2020,47(6): 592-600.

［59］ PALMA J A,URRESTARAZU E,IRIARTE J. Sleep loss as risk factor for neurologic disorders:a review［J］. Sleep Med,2013,14（3）:229-236.

［60］ IRWIN M R,WITARAMA T,CAUDILL M,et al. Sleep loss activates cellular inflammation and signal transducer and activator of transcription（STAT）family proteins in humans［J］. Brain Behav Immun,2015, 47:86-92.

［61］ SUZUKI H,SAVITZ J,KENT TEAHUE T,et al. Altered populations of natural killer cells,cytotoxic T lymphocytes,and regulatory T cells in major depressive disorder:Association with sleep disturbance［J］. Brain Behav Immun,2017,66:193-200.

［62］ ALTEMUS M,RAO B,DHABHAR F S,et al. Stress-induced changes in skin barrier function in healthy women［J］. J Invest Dermatol,2001,117（2）:309-317.

［63］ WU Y,FU C,ZHANG W,et al. The dermatology life quality index（DLQI）and the hospital anxiety and depression（HADS）in Chinese rosacea patients［J］. Psychol Health Med,2018,23（4）:369-374.

［64］ BEWLEY A,FOWLER J,SCHOFER H,et al. Erythema of Rosacea Impairs Health-Related Quality of Life: Results of a Meta-analysis［J］. Dermatol Ther（Heidelb）,2016,6（2）:237-247.

［65］ CHEN M,DENG Z,HUANG Y,et al. Prevalence and Risk Factors of Anxiety and Depression in Rosacea Patients:A Cross-Sectional Study in China［J］. Front Psych,2021,12:659171.

［66］ JUNIPER E F,GUYATT G H,WILLAN A,et al. Determining a minimal important change in a disease-specific Quality of Life Questionnaire［J］. J Clin Epidemiol,1994,47（1）:81-87.

［67］ NICHOLSON K,ABRAMOVA L,CHREN M M,et al. A pilot quality-of-life instrument for acne rosacea［J］. J Am Acad Dermatol,2007,57（2）:213-221.

［68］ LI J,LI M,CHEN Q,et al. Quality of life among patients with rosacea:an investigation of patients in China using two structured questionnaires［J］. J Eur Acad Dermatol Venereol,2016,30（10）:e98-99.

［69］ DENG Y,PENG Q,YANG S,et al. The Rosacea-specific Quality-of-Life instrument（RosQol）:Revision and validation among Chinese patients［J］. PloS one,2018,13（2）:e0192487.

［70］ HEISIG M,REICH A. Psychosocial aspects of rosacea with a focus on anxiety and depression［J］. Clin Cosmet Investig Dermatol,2018,11:103-107.

［71］ CRAIGE H,COHEN J B. Symptomatic treatment of idiopathic and rosacea-associated cutaneous flushing with propranolol［J］. J Am Acad Dermatol,2005,53（5）:881-884.

［72］ KARLSSON E,BERG M,ARNETZ B B. Rosacea and personality［J］. Acta Derm Venereol,2004,84（1）: 76-77.

［73］ EGEBERG A,HANSEN P R,GISLASON G H,et al. Patients with Rosacea Have Increased Risk of Depression and Anxiety Disorders:A Danish Nationwide Cohort Study［J］. Dermatology,2016,232（2）: 208-213.

［74］ TAN J,STEINHOFF M,BEWLEY A,et al. Characterizing high-burden rosacea subjects:a multivariate risk factor analysis from a global survey［J］. J Dermatolog Treat,2019:1-7.

［75］ GALLO R L,GRANSTEIN R D,KANG S,et al. Standard classification and pathophysiology of rosacea:The

2017 update by the National Rosacea Society Expert Committee [J]. J Am Acad Dermatol, 2018, 78 (1): 148-155.

[76] DEL RASSO J Q, TANGHETTI E A, BALDWIN H E, et al. The burden of illness of erythematotelangiectatic rosacea and papulopustular rosacea: findings from a web-based survey [J]. J Clin Aesthet Dermatol, 2017, 10 (6): 17-31.

[77] TURBEVILLE J G, ALINIA H, TUCHAYI S M, et al. Patient costs associated with rosacea [J]. Dermatol Clin, 2018, 36 (2): 167-170.

[78] TAIEB A, STEIN GOLD L, FELDMAN S R, et al. Cost-effectiveness of ivermectin 1% cream in adults with papulopustular rosacea in the United States [J]. J Manag Care Spec Pharm, 2016, 22 (6): 654-665.

[79] THOMAS K, YELVERTON C B, YENTZER B A, et al. The cost-effectiveness of rosacea treatments [J]. J Dermatolog Treat, 2009, 20 (2): 72-75.

[80] BEIKERT F C, LANGENBRUCH A K, RADTKE M A, et al. Willingness to pay and quality of life in patients with atopic dermatitis [J]. Arch Dermatol Res, 2014, 306 (3): 279-286.

第三章

玫瑰痤疮发病机制的研究进展

第一节 概 述

目前我们对玫瑰痤疮的发病机制仍知之甚少,其临床治疗缺乏理论依据和针对性。但是,近期研究提示遗传和环境因素能通过固有免疫和获得性免疫的调节异常,诱发和促进玫瑰痤疮发病。在诱发因素(如热、紫外线、螨虫、微生物和压力等)的刺激下,不同的细胞会释放一系列促进玫瑰痤疮发病的介质,如角质细胞释放大量表皮抗菌肽 LL-37 及促血管生成的血管内皮细胞生长因子等、血管内皮细胞释放一氧化氮、肥大细胞释放 LL-37 和金属蛋白酶等、T 细胞释放干扰素 γ(IFN-γ)和白细胞介素 17(IL-17)等。此外,诱发因素还能直接向皮下神经系统传递信号,或通过刺激释放具有神经血管和神经免疫活性的神经肽,直接或间接参与皮肤免疫反应、影响血管舒张功能,最终导致玫瑰痤疮的发生(图 3-1)。

第二节 玫瑰痤疮的遗传学机制

证据表明 1/3 的玫瑰痤疮患者具有家族遗传史,提示该病具有很强的家族遗传特性。玫瑰痤疮在肤色较浅的凯尔特人和北欧血统人群中发病率最高,而在亚洲和非裔美国人群中发病率较低,提示该病可能存在遗传倾向。目前,关于遗传因素在玫瑰痤疮发病与维持中的具体作用仍知之甚少,明确的相关遗传易感基因也未见报道。基因位点与表达、双胞胎遗传易感性及与其他自身免疫疾病的相关性研究为理解玫瑰痤疮遗传易感性提供了进一步的证据。

一对同卵双胞胎的玫瑰痤疮病例报道首次提示遗传因素在玫瑰痤疮发病中可能发挥作用。此外,近期的玫瑰痤疮双胞胎队列研究进一步发现同卵双胞胎比异卵双胞胎临床评分的相关性更高。并且该队列研究还提示影响玫瑰痤疮发病的因素有近一半是遗传相关的,其余为环境因素(如抽烟、饮酒、皮肤肿瘤史及年龄)。美国一项包含欧洲血统人群的研究发现嗜乳脂样蛋白样 2(*BTNL2*)基因和人白细胞抗原 *DRA* 基因存在单核苷酸多态性。这两个基因均与获得性免疫系统的主要组织相容性复合体相关,这也提示免疫系统紊乱在玫瑰痤疮发病中发挥关键作用。另一项遗传学研究表明谷胱甘肽 S 转移酶(GST)的核苷酸多态性

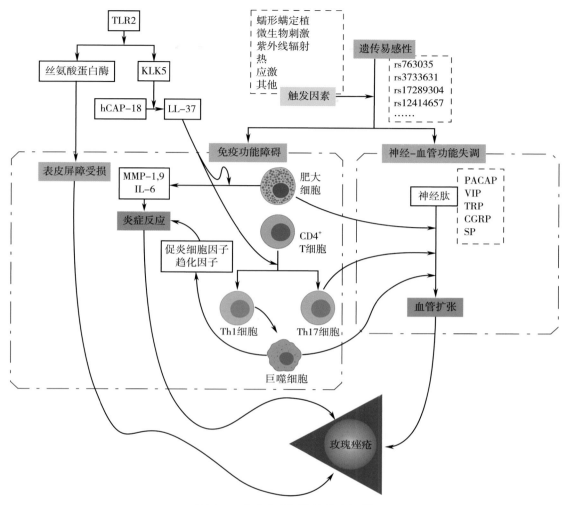

图 3-1 玫瑰痤疮可能的发病机制

与玫瑰痤疮存在潜在的相关性,*GSTT1* 和 *GSTM1* 缺失的基因型与玫瑰痤疮发病风险增加显著相关。因 *GST* 编码催化活性氧自由基所需酶,其基因多态性可能导致氧化应激增加并影响玫瑰痤疮的致病机制。此外,有研究报道 *NOD2/CARD15* 和 *TACR3* 的基因多态性与玫瑰痤疮发病相关。其中 *TACR3* 的 rs3733631 多态性变体邻近 *TLR2* 基因,这提示 *TACR3* 的基因多态性可能通过影响 TLR2 的表达从而参与玫瑰痤疮的发病。

基于人群的病例对照研究揭示玫瑰痤疮与其他多种自身免疫疾病(如多发性结节硬化、1 型糖尿病和类风湿关节炎等)具有同样的遗传风险位点。该研究强调了对每个玫瑰痤疮患者发展自身免疫疾病的潜在风险进行全面风险评估的重要性,因此对患者需要进行多学科的医疗护理。

笔者团队对四个玫瑰痤疮大家系的直系患者和正常人进行全基因组重测序分析,发现多个与面部神经发育相关基因存在单核苷酸多态性,并在多个玫瑰痤疮核心家系中验证了这一结果,提示神经系统在玫瑰痤疮发病中具有重要作用,为后续研究提供了新方向。

第三节 玫瑰痤疮的免疫学机制

一、天然免疫

（一）表皮屏障

皮肤屏障作为抵御外界病原体入侵的第一道防线,在机体天然免疫系统中发挥至关重要的作用。在各种慢性炎症性皮肤病中(如特应性皮炎、银屑病和玫瑰痤疮等),表皮屏障破坏被认为是疾病发生的主要驱动因素。一直以来,临床上玫瑰痤疮经表皮水分丢失增加等特征均提示玫瑰痤疮患者皮肤屏障受损,但并没有直接的实验证据。近期我们的研究发现,玫瑰痤疮患者表皮紧密连接蛋白家族 Claudins(特别是 CLDN1、CLDN3、CLDN4 和 CLDN5)表达明显下降,这可能是引起玫瑰痤疮皮肤屏障破坏的主要因素之一;而常见的几种皮肤屏障相关分子(如 FLG、LOR 和 KRT10 等)并无明显变化,这也提示玫瑰痤疮皮肤屏障破坏机制可能有别于其他皮肤疾病。玫瑰痤疮患者经表皮水分丢失增加是其表皮屏障破坏的重要体现。此外,研究还发现与正常健康人相比玫瑰痤疮患者面中部表皮碱性更高,而表皮水合作用会明显下降。

皮肤屏障破坏可能导致皮肤对外界刺激的敏感性增加,是表现为敏感性皮肤的一种常见疾病,同时也常伴随发生与皮肤屏障受损相关的其他皮肤病。皮肤屏障的受损也导致玫瑰痤疮患者对一些常用外用物质和外界环境因素(包括热水、肥皂、乳酸、紫外线等)的耐受性明显下降,从而加重玫瑰痤疮灼热和刺痛感。目前关于测量玫瑰痤疮皮肤屏障指标的研究少之又少,大部分相关研究都集中在皮脂分泌,甚至有人提出玫瑰痤疮好发于干性皮肤。近期一项小样本研究表明,相较于油性皮肤红斑毛细血管扩张型玫瑰痤疮在干性皮肤中发病率更高。

此外,螨虫也可能导致皮肤屏障破坏。螨虫主要以表皮细胞为食,这种由螨虫引起的永久性皮肤微磨损可能导致玫瑰痤疮患者皮肤超敏。因此,恢复皮肤屏障功能应纳入玫瑰痤疮的基本治疗中。

（二）表皮抗菌肽 LL-37

为了形成抵御外界环境的有效屏障,皮肤拥有多种物理、生化和细胞防御机制。其中,角质形成细胞具有感受器,在微生物侵入或遭遇危险信号时,角质形成细胞间的相互作用及其生成的效应分子能够启动免疫激活或促炎级联反应,从而提供适当与协调的免疫反应。而抗菌肽是皮肤角质形成细胞分泌的发挥防御作用的关键效应分子之一,因其具有杀死多种病原体的潜能,抗菌肽最初被认为是一类内在的抗生素。此外皮肤中的其他细胞,如肥大细胞、皮脂腺细胞、中性粒细胞等也能生成抗菌肽。尽管一些抗菌肽在皮肤中只是组成型表达,但是它们在某些危险状况下(如皮肤损伤或感染)表达会显著增加,这被认为是皮肤的一种动态防御机制。

抗菌肽在多种炎症性皮肤病中(如特应性皮炎、痤疮、银屑病和玫瑰痤疮等)发挥重要作用,它们能够作为抵御各种生物体的第一道防御机制,并提供一道通往获得性免疫系统的桥梁。在人类中,目前只鉴定出一个抗菌肽基因(即 CAMP),其翻译形成的前体蛋白 CAMP 可被剪切成多种发挥抗菌功能的短肽,其中 LL-37 最具代表性,具有显著的抗菌效果。近期多项研究提示 LL-37 可能在玫瑰痤疮发病中发挥作用。其中值得注意的是,玫瑰痤疮患者皮损中 LL-37 的表达水平明显高于正常人,尤其在表皮中。并且其 mRNA(CAMP)表达在各型玫瑰痤疮患者皮肤中均高于正常人。此外,研究表明将 LL-37 多肽通过皮内注射方式注射至 BALB/c 或 C57BL/6 品系小鼠皮内,可诱导小鼠产生类似玫瑰痤疮的临床表型(如红斑、毛细血管扩张和炎症等),这进一步提示 LL-37 与玫瑰痤疮发病的相关性,也为玫瑰痤疮研究提供了一个可用的小鼠模型。

除了抗菌活性,LL-37 也具备活化和调控免疫反应的功能。LL-37 可促进局部细胞和白细胞释放细胞因子和趋化因子,并对诸多免疫细胞具有趋化作用,从而调控炎症反应。通过与这些细胞因子协同作用,LL-37 可通过多种途径增强天然免疫反应。其中重要的一点是,LL-37 可促进血管内皮细胞的增殖,并促进血管新生。因此,在 LL-37 的诸多功能中,其血管活化和促炎属性可能显著促进玫瑰痤疮的发病,这可能也与其他炎症性皮肤病相关,如特应性皮炎和银屑病等。

虽然表皮抗菌肽 LL-37 在玫瑰痤疮发病中可能具有重要作用,但是其过度生成的分子机制仍不明确。笔者团队近期发现在角质形成细胞中 mTORC1 信号通路可与 LL-37 形成正反馈调节环路,从而放大炎症反应,即级联瀑布效应,最终导致玫瑰痤疮的发生。我们推测 mTORC1-LL-37 形成的增强放大调节环路也可能是玫瑰痤疮难以治愈的根本原因。这提示对 mTOR 信号通路的干预可能是玫瑰痤疮治疗的一种新方案。

(三)Toll 样受体 2(TLR2)和激肽释放酶 5(KLK5)

皮肤微生物代谢产物能够被天然免疫系统中的细胞识别,并激活角质形成细胞中的 Toll 样受体(TLR)和蛋白酶激活受体 2(PAR2),启动炎症进程。研究发现 TLR2 和 PAR2 在玫瑰痤疮患者皮肤中表达明显上调,并且体外活化这两种受体均可促进表皮抗菌肽的表达。TLR2 信号可进一步活化 NLRP3 炎症小体,后续伴随 IL-1β 和 TNF 介导的炎症放大效应及前列腺素 E2 的合成,从而促进脓疱的形成、痛觉感受和血管反应。TLR2 的活化也会促进促炎症因子、趋化因子、蛋白酶和促血管生成因子的释放,从而引起玫瑰痤疮的各种症状,如毛细血管扩张、红斑和炎症反应。

KLK5(因其功能该酶也叫角质层胰蛋白酶 SCTE)作为负责表皮抗菌肽的加工酶,它控制将表皮抗菌肽的前体蛋白通过酶处理形成活性形式 LL-37。研究发现玫瑰痤疮患者皮损中 KLK5 的表达明显高于正常人皮肤。KLK5 能够激活 G 蛋白偶联受体 PAR2,而 PAR2 能够介导神经炎症、瘙痒、痛觉感受、T 细胞和中性粒细胞的招募、肥大细胞脱颗粒、血管扩张,并促进炎症介导因子(如 IL-1、IL-6、IL-8、TNF、趋化因子和基质金属蛋白酶等)的释放。PAR2 表达于不同的皮肤细胞中,包括角质形成细胞、血管内皮细胞及天然免疫与获得性免疫细胞中,能够被微生物来源的蛋白酶激活,并能与 TLR 蛋白相互作用。

此外,角质形成细胞中 KLK5 的表达是钙离子依赖的,而 TLR2 的配体可启动钙离子流,钙离子流可反过来促进 KLK5 的释放。在此过程中,钙离子可刺激 KLK5 的转录,而 TLR2 则调控 KLK5 的功能性释放。KLK5 的蛋白酶活性则受丝氨酸蛋白酶抑制分子 SPINKs 的调控,其中 SPINK6 是人类皮肤中特异的 KLK 抑制分子,但其在玫瑰痤疮中的作用至今未有报道。KLK5 同样也受基质金属蛋白酶(MMP)的调控。具体来说,其酶前体形式在经过 MMP9 的剪切之后,KLK5 才会活化;而在玫瑰痤疮患者皮损中 MMP2 和 MMP9 的表达会显著上升。此外,MMP 介导的 KLK5 活化可进一步引起 LL-37 的表达增加,从而促进玫瑰痤疮发病。

(四)肥大细胞

肥大细胞作为天然免疫系统的重要组成部分,能够通过启动天然免疫相关的炎症反应直接作用于病原体,增强宿主防御。肥大细胞作为分泌 LL-37 的重要细胞之一,其分泌的 LL-37 也可通过诱导趋化、脱颗粒及释放包括白细胞介素和 MMP 等影响肥大细胞自身活性,从而参与玫瑰痤疮的发生发展。通过 LL-37 诱导的玫瑰痤疮小鼠模型研究发现,在剔除肥大细胞的小鼠皮内注射 LL-37 后并不会诱导玫瑰痤疮样的炎症反应。玫瑰痤疮患者皮损炎症浸润细胞的分子与形态学特征鉴定研究表明,所有类型玫瑰痤疮患者皮损中肥大细胞数量均明显增加。有意思的是,肥大细胞数量不仅在皮损血管周增加,其在皮损皮脂腺周围也明显增加,这也提示皮脂腺可能在肥大细胞介导的炎症中发挥作用。辣椒素受体 4(TRPV4)在 LL-37 诱导的玫瑰痤疮样皮肤炎症中也可介导肥大细胞的活化。此外,局部外用溴莫尼定凝胶可通过抑制肥大细胞浸润改善小鼠玫瑰痤疮样皮损表型。

总而言之,肥大细胞在玫瑰痤疮的发生发展过程中发挥重要作用,但其具体分子机制仍不明确。

(五)其他

除上述天然免疫系统环节参与玫瑰痤疮发病外,还有研究表明巨噬细胞、中性细胞和维生素 D 等也参与该病的发生发展。对玫瑰痤疮患者皮损炎症浸润细胞的分子与形态特征研究表明,巨噬细胞数量在所有类型玫瑰痤疮中均明显增加,而中性粒细胞在丘疹脓疱型玫瑰痤疮(PPR)中其数量会达到顶峰,这进一步提示天然免疫系统在玫瑰痤疮发生中扮演重要角色。

在诸多皮肤炎症疾病中(如特应性皮炎和荨麻疹),维生素 D 会明显低于正常人。但是,在玫瑰痤疮患者中,血清维生素 D 水平会显著高于正常人。这不仅提示维生素 D 可能在玫瑰痤疮发病中发挥作用,还表明玫瑰痤疮的发病机制可能与其他慢性炎症性皮肤病有所不同。维生素 D 作为开环甾类化合物,不仅参与机体矿物质平衡和骨代谢,还在天然免疫与获得性免疫系统中发挥重要作用,研究表明其与多种慢性炎症性疾病相关。此外,维生素 D 作为一个潜在的表皮抗菌肽 LL-37 诱导因子,其反应元件在人抗菌肽启动子中已被鉴定发现。还有研究发现,维生素 D 可增加 TLR2 和 KLK5 的表达。所以,维生素 D 可能通过调节 TLR2、KLK5 和 LL-37 的表达来影响后续促炎反应,从而促进玫瑰痤疮的进展。但是,笔者团队的研究发现中国玫瑰痤疮患者血清中维生素 D 水平是降低的,这可能与不同人种的遗传背景有关。所以,关于维生素 D 在玫瑰痤疮发病中的作用仍需进一步明确。

二、获得性免疫

（一）T 细胞

免疫组织化学染色研究表明,玫瑰痤疮皮损血管周和皮脂腺周呈现明显的 Th1 和 Th17 细胞浸润。Buhl 等人依据玫瑰痤疮炎症浸润的分子特性揭示,CD4 阳性 T 细胞浸润在玫瑰痤疮皮损中明显增加,并且该研究的转录组学数据发现玫瑰痤疮皮损中 Th1 和 Th17 极化相关基因表达明显上调(如 Th1 相关基因 IFN-γ 和 TNF-α,Th17 相关基因 IL-17A、IL-22、IL-6、CCL20 和 IL-20 等明显表达上升)。但是,玫瑰痤疮患者中 Th2 相关基因和 T 调节细胞相关基因相对正常人并未出现明显上升(如 Foxp3、IL-10、CCR4 和 CCR8 等)。

此外,Buhl 等人的转录组测序结果还发现诸多趋化因子在玫瑰痤疮皮损中表达明显上升,如 CXCL1、CXCL2、CXCL5、CXCL6、CXCL8 等,这些趋化因子除了发挥促进血管新生作用外,还能够趋化 T 细胞和中性粒细胞。并且该类促炎细胞因子和趋化因子的表达模式也进一步提示玫瑰痤疮中存在 Th1/Th17 通路活化,且其可能与该病的发病相关。近期笔者团队的研究发现,LL-37 诱导的玫瑰痤疮小鼠炎症模型中也存在明显的 Th1/Th17 通路活化,而药物沙利度胺和氨甲环酸等治疗可缓解其症状并减少炎症进程中的 Th1/Th17 细胞极化。

尽管诸多研究均提示 Th1/Th17 细胞极化在玫瑰痤疮发病中发挥作用,但是 T 细胞在玫瑰痤疮启动与维持过程中的具体作用仍不明确,需要进一步研究。

（二）B 细胞

B 细胞作为机体获得性免疫系统的重要组成部分,其目前在玫瑰痤疮发病中的作用研究甚少。免疫组织化学染色结果显示,只有部分玫瑰痤疮患者炎症浸润细胞中含有 B 细胞。在一些玫瑰痤疮皮损中还发现了浆细胞及其相关的抗体,并且抗核抗体滴度在玫瑰痤疮患者中也常表现为上升。此外,B 细胞还可能通过生成促纤维化细胞因子,如 IL-6 和 TGF-β 等,促进增生肥大型玫瑰痤疮皮肤中的纤维化改变。这些结果均提示 B 细胞介导的免疫反应可能在玫瑰痤疮发病中发挥功能,但其具体作用机制仍不明确。

 第四节　神经血管调控异常在玫瑰痤疮发病中的作用

皮肤潮红和灼热感是玫瑰痤疮的主要临床表现,这些表现被认为主要由神经血管调控紊乱所致。一些诱发因素,如热、压力应激、紫外线辐射、热饮、香烟、辛辣食物及酒精等,可加重玫瑰痤疮的表型。目前,关于这些诱发因素的介导受体或递质大多未被识别。但是,近期的转录组学分析及免疫组织化学研究发现,瞬时受体电位离子通道蛋白家族,尤其是锚定蛋白亚家族成员(如 TRPA1)和辣椒素受体亚家族蛋白(如 TRPV1 和 TRPV4)可能可以响应玫瑰痤疮的诱发因素。免疫组织化学染色结果发现,TRPV 不仅表达在皮肤神经细胞中,也在非神经细胞中表达。TRPV 和 TRPA1 是多数玫瑰痤疮诱发因素的靶点(如辣椒素:TRPV1;芥子油:TRPV1 和 TRPA1;热:TRPV1;UVB:TRPV4;毒素和化妆品成分:TRPA1),并通过这些诱发因素引发 / 加重玫瑰痤疮。其中,神经源性 TRP 通道蛋白能够响应刺激活化皮肤脉管系统,从而引发玫瑰痤疮典型特征之一的潮红,以及由神经炎症介质介导的神经血管机制诱发的红斑。玫瑰痤疮诱发因素活化的 TRP 通道可能会导致血管神经肽的释放,如垂体腺苷酸环化酶激活肽(PACAP)、肽物质(SP)、血管活性肠肽(VIP)和降钙素基因相关肽(CGRP)等,研究表明这些血管神经肽在玫瑰痤疮中表达也明显上调。CGRP 在血管扩张中发挥重要作用,而 SP 在玫瑰痤疮水肿的发生中可能发挥作用。此外,SP 在玫瑰痤疮肥大细胞脱颗粒过程中也可能发挥作用。感觉神经也表达神经炎症受体 TLR2 和 PAR2,这两种受体可能是玫瑰痤疮神经血管调控紊乱持续维持的原因。因为 TRP 通道蛋白和 PAR2 能够与神经肽受体相互作用(至少可促进神经肽释放),这类相互作用可能可以维持玫瑰痤疮中神经血管及神经炎症环路。

除感觉神经之外,自主神经系统调控紊乱也可引发面部潮红。虽然目前该类调控机制在玫瑰痤疮潮红中的作用尚未被证实,但是自主神经系统表达的 PACAP 和压力诱导的皮肤交感神经活性增加可促进潮红的发生。总而言之,所有证据均提示神经血管环路可能参与玫瑰痤疮发病。但是,神经血管调控在玫瑰痤疮发病中的研究几乎仍是一片空白,目前诸多结果仍仅限于猜想,而神经血管调控环节是玫瑰痤疮治疗的关键环节,所以相关研究亟待进行。

　第五节　微生物与玫瑰痤疮　

在正常环境下,皮肤中含有大量共生生物体,例如表皮葡萄球菌和毛囊蠕形螨等。玫瑰痤疮患者与正常人相比,其皮肤菌群组成会出现明显差异,如共生菌增加、非典型菌群的出现。但是,目前仍不清楚这种皮肤菌群失调是否参与玫瑰痤疮发病,或者只是玫瑰痤疮引发的结果。

表皮葡萄球菌是皮肤上最常见的共生菌。该类菌可通过生成抗菌肽参与皮肤宿主防御,抑制其他病原的生长,如金黄色葡萄球菌。近期有研究发现,与周边皮肤相比玫瑰痤疮患者丘疹脓疱处的表皮葡萄球菌明显增加,同时发现表皮葡萄球菌在患者睑缘也会明显增加,这提示该菌群可能在丘疹脓疱型和眼型玫瑰痤疮发病中发挥作用。此外,当将玫瑰痤疮患者表皮葡萄球菌进行培养后,其产生的蛋白表达谱会随着温度增加而变化,这提示温度可能影响玫瑰痤疮中表皮葡萄球菌的行为。

芽孢杆菌是一类革兰氏阴性细菌,其作用首先发现于玫瑰痤疮患者螨虫培养实验;大部分玫瑰痤疮患者血清对来自芽孢杆菌的 62KD 和 83KD 蛋白反应呈现阳性。并且该类蛋白可刺激 TLR2,提示这类细菌可能作为免疫原参与玫瑰痤疮患者中 TLR2 介导的炎症级联反应。此外,暴露于芽孢杆菌会引发中性粒细胞活化及炎症因子表达增加。这些研究均提示芽孢杆菌可能通过诱导趋化或促进促炎因子生成参与玫瑰痤疮发病。

毛囊蠕形螨是一类普遍存在于人类面部皮肤皮脂腺单位的螨虫。通过皮肤表面活检样本检测发现,与健康正常人相比,玫瑰痤疮患者面部螨虫密集度显著升高。聚合酶链式反应(PCR)和皮肤反射式共聚焦显微镜检测也进一步确认了该结论。此外,在经过治疗后螨虫密度明显下降,且与临床疗效相关。蠕形螨可能可以通过阻塞毛囊与皮脂腺而引起组织损伤,从而导致 TLR 受体表达上调,使螨虫外壳被免疫介质识别,进而引发炎症反应。该现象进一步在组织学上被证实:玫瑰痤疮皮损中,含有蠕形螨的毛囊单位周边存在明显的炎症浸润细胞。作为一种生存机制,蠕形螨可能通过下调 T 细胞相关基因抑制宿主机体的获得性免疫系统;同时蠕形螨也可促进相关炎症因子的释放。蠕形螨也可调控皮脂细胞中的 TLR 受体信号通路,从而影响皮脂细胞的免疫反应;并且螨虫数量的增加还会影响细胞炎症因子,如 IL-8 的分泌。一项临床治疗研究发现:在减少毛囊蠕形螨方面,5% 扑灭司林效果优于 0.75% 甲硝唑;5% 扑灭司林对丘疹和红斑的治疗效果与 0.75% 甲硝唑相当,均优于安慰剂组;但是,扑灭司林在治疗毛细血管扩张、增生肥大和脓疱方面却无效;这项研究也提示毛囊蠕形螨可能并不是引发玫瑰痤疮临床症状的主要诱因。所以,毛囊蠕形螨在玫瑰痤疮发生发展中具体扮演何种角色仍有待进一步研究。

研究发现幽门螺杆菌感染比率在玫瑰痤疮患者也高于正常人,但其与玫瑰痤疮发病的关系仍存在争议。由幽门螺杆菌引起的活性氧(ROS)和一氧化氮(NO)水平增加可能与玫瑰痤疮中血管扩张和炎症相关。因此,幽门螺杆菌在玫瑰痤疮发病中的作用仍有待进一步研究。

近期有研究发现存在小肠细菌过度生长现象(SIBO)的玫瑰痤疮患者在经过调节菌群治疗后,玫瑰痤疮临床表现得到明显改善,这在一定程度上揭示了细菌菌群及相关产物与其靶点受体在玫瑰痤疮发病中的重要性。

 ## 第六节　其他因素

一、紫外线辐射

紫外线辐射是公认的玫瑰痤疮加重因素。暴露于紫外线可能会诱发潮红和导致玫瑰痤疮加剧。长波紫外线(UVA)辐射可诱导基质金属蛋白酶 1(MMP1)表达增加,这可能与玫瑰痤疮中真皮胶原变性(日光性弹力组织变性)有关。在体外培养的角质形成细胞中,UVB 可上调血管内皮生长因子(VEGF)及其他与血管新生相关细胞因子。此外,紫外线辐射也能够促进皮肤细胞中活性氧的生成(ROS),而 ROS 在玫瑰痤疮患者皮损中明显高于正常人;ROS 可促进角质形成细胞和成纤维细胞中炎症小体、促炎因子和炎症介质的活化,从而加剧玫瑰痤疮的炎症反应。同时,UV 辐射也会诱发内质网应激(ER stress)。增加的内质网应激会激活未折叠蛋白反应(UPR),同时增加 TLR2 的表达,引起表皮抗菌肽的生成及 KLK5 介导的下游促炎、促血管新生及抗菌肽信号增加。但是,目前具体哪种波长的紫外线最容易引发玫瑰痤疮仍未有定论。

二、热

研究报道,反复暴露于高温环境的人群拥有更高的玫瑰痤疮发病率,这推测可能是由于热可诱导产生一系列因子导致毛细血管扩张。与该假设相符的是,另一项研究发现当丘疹脓疱型玫瑰痤疮患者暴露于局部高温环境中时,其皮下血流量会显著增加。而热导致皮肤血流量增加的原因可能是热可引起玫瑰痤疮患者皮肤中与血管扩张相关的一氧化氮（NO）的增加及血管内皮细胞本身的改变。

此外，热可以活化神经元和非神经元细胞中的 TRPV1 和锚定蛋白，这两类蛋白已被发现在玫瑰痤疮患者中均表达上调。而在玫瑰痤疮患者中，TRPV 受体蛋白的持续高表达会导致潮红、血管扩张及神经源性炎症。

三、应激压力

研究表明精神压力可导致皮肤交感神经活性（SSNA）增加，而交感神经参与血管扩张行为及皮肤中的间歇性血管扩张。在精神压力刺激后，玫瑰痤疮患者眼眶皮肤中交感神经会呈现高反应性，这种过度的交感神经反应可能引发玫瑰痤疮临床表现，同时导致神经血管失调与局部炎症。

皮质醇释放激素（CRH）是一类主要的压力激素，能够与 1 型和 2 型 CRH 受体及 CRH 结合蛋白反应。通过 1 型 CRH 受体，CRH 可诱导肥大细胞脱颗粒，并释放促血管扩张介质（如组胺和 NO 等）。此外，CRH 还可介导促炎因子（如 IL-6、IL-8 等）的生成，从而调控与炎症相关的信号通路并引发面部红斑。但是，精神压力在玫瑰痤疮发病中的具体作用仍不清楚，也需要深入研究为其临床治疗提供理论基础。

玫瑰痤疮发病是一个涉及遗传、免疫与神经血管因素的复杂过程。基础、临床及转化研究极大地扩展了我们对该病的认知，也推动了多种新的抗炎与抗血管扩张的治疗方法。当前研究主要集中于揭示玫瑰痤疮的病理生理学特征、遗传易感潜在因素及引起血管异常与慢性炎症的原因。实际上，该病的临床表现和先前研究均提示，与血管调控紊乱相关的感觉或自主神经系统的过度活化和天然免疫系统的激活可能是玫瑰痤疮发病的始发因素，然后才引发慢性炎症进程。所以，将来的研究更需揭示神经系统在玫瑰痤疮发病中具体扮演何种角色，特别是其与天然免疫、获得性免疫和脉管系统是如何发生相互对话的，然后他们的相互对话又是如何调控具体的免疫细胞、成纤维细胞和角质形成细胞的活化。同时，需要通过多组学研究，特别是单细胞层面的组学研究进一步揭示玫瑰痤疮发病过程中细胞与分子层面的相互调控网络。对这些问题的理解将有助于开发新的药物干预靶点，并为玫瑰痤疮患者提供适合的个性化治疗方案。

（邓智利）

参考文献

［1］WOO Y R，LIM J H，CHO D H，et al. Rosacea：Molecular Mechanisms and Management of a Chronic Cutaneous Inflammatory Condition［J］. Int J Mol Sci，2016，17（9）：1562.

［2］ELSAIE M L，CHOUDHARY S. Updates on the pathophysiology and management of acne rosacea［J］.

Postgarad Med,2009,121(5):178-186.

［3］ STEINHOFF M,BUDDENKOTTE J,AUBERT J,et al. Clinical,cellular,and molecular aspects in the pathophysiology of rosacea［J］. J Investig Dermatol Symp Proc,2011,15(1):2-11.

［4］ AWOSIKA O,OUSSEDIK E. Genetic Predisposition to Rosacea［J］. Dermatol Clin,2018,36(2):87-92.

［5］ PALLESCHI G M,TORCHIA D. Rosacea in a monozygotic twin［J］. Australas J Dermatol,2007,48(2):132-133.

［6］ ALDRICH N,GERSTENBLITH M,Fu P,et al. Genetic vs Environmental Factors That Correlate With Rosacea:A Cohort-Based Survey of Twins［J］. JAMA Dermatol,2015,151(11):1213-1219.

［7］ CHANG A L,RABER I,XU J,et al. Assessment of the genetic basis of rosacea by genome-wide association study［J］. J Invest Dermatol,2015,135(6):1548-1555.

［8］ YAZICI A C,TAMER L,IKIZOGLU G,et al. GSTM1 and GSTT1 null genotypes as possible heritable factors of rosacea［J］. Photodermatol Photoimmunol Photomed,2006,22(4):208-210.

［9］ BUDDENKOTTE J,STEINHOFF M. Recent advances in understanding and managing rosacea［J］. F1000Res,2018,7.

［10］ DENG Z,CHEN M,XIE H,et al. Claudin reduction may relate to an impaired skin barrier in rosacea［J］. J Dermatol,2019,46(4):314-321.

［11］ ADDOR F A. Skin barrier in rosacea［J］. An Bras Dermatol,2016,91(1):59-63.

［12］ NI R S,POWELL F C. Epidermal hydration levels in patients with rosacea improve after minocycline therapy ［J］. Br J Dermatol,2014,171(2):259-266.

［13］ MISERY L,LOSER K,STANDER S. Sensitive skin［J］. J Eur Acad Dermatol Venereol,2016,30 Suppl 1:2-8.

［14］ TAN J,BLIME-PEYTAVI U,ORTONNE J P,et al. An observational cross-sectional survey of rosacea: clinical associations and progression between subtypes［J］. Br J Dermatol,2013,169(3):555-562.

［15］ FORTON F M. Papulopustular rosacea,skin immunity and Demodex:pityriasis folliculorum as a missing link ［J］. J Eur Acad Dermatol Venereol,2012,26(1):19-28.

［16］ NESTLE F O,DI MEGLIO P,QIN J Z,et al. Skin immune sentinels in health and disease［J］. Nat Rev Immunol,2009,9(10):679-691.

［17］ STEINHOFF M,SCHAUBER J,LEYDEN J J. New insights into rosacea pathophysiology:a review of recent findings［J］. J Am Acad Dermatol,2013,69(6 Suppl 1):S15-26.

［18］ SCHAUBER J,GALLO R L. Antimicrobial peptides and the skin immune defense system［J］. J Allergy Clin Immunol,2009,124(3 Suppl 2):R13-18.

［19］ GALLO R L,HOOPER L V. Epithelial antimicrobial defence of the skin and intestine［J］. Nat Rev Immunol, 2012,12(7):503-516.

［20］ YAMASAKI K,DI NARDO A,BARDAN A,et al. Increased serine protease activity and cathelicidin promotes skin inflammation in rosacea［J］. Nat Med,2007,13(8):975-980.

［21］ SCHWAB V D,SULK M,SEELIGER S,et al. Neurovascular and neuroimmune aspects in the pathophysiology of rosacea［J］. J Investig Dermatol Symp Proc,2011,15(1):53-62.

［22］MUTO Y,WANG Z,VANDERBERBHE M,et al. Mast cells are key mediators of cathelicidin-initiated skin inflammation in rosacea［J］. J Invest Dermatol,2014,134（11）:2728-2736.

［23］SCHAUBEER J,GALLO R L. Expanding the roles of antimicrobial peptides in skin:alarming and arming keratinocytes［J］. J Invest Dermatol,2007,127（3）:510-512.

［24］STEINHOFF M,SCHAUBER J,LEYDEN J J. New insights into rosacea pathophysiology:a review of recent findings［J］. J Am Acad Dermatol,2013,69（6 Suppl 1）:S15-26.

［25］YU J,MOOKHERJEE N,WEE K,et al. Host defense peptide LL-37,in synergy with inflammatory mediator IL-1beta,augments immune responses by multiple pathways［J］. J Immunol,2007,179（11）:7684-7691.

［26］KOCZULLA R,VON DWGWNFELD G,KUPATT C,et al. An angiogenic role for the human peptide antibiotic LL-37/hCAP-18［J］. J Clin Invest,2003,111（11）:1665-1672.

［27］YAMASAKI K,KANADA K,MACLEOD D T,et al. TLR2 expression is increased in rosacea and stimulates enhanced serine protease production by keratinocytes［J］. J Invest Dermatol,2011,131（3）:688-697.

［28］KIM J Y,KIM Y J,LIM B J,et al. Increased expression of cathelicidin by direct activation of protease-activated receptor 2:possible implications on the pathogenesis of rosacea［J］. Yonsei Med J,2014,55（6）:1648-1655.

［29］SEGOVIA J,SABBAH A,MGBEMENA V,et al. TLR2/MyD88/NF-kappaB pathway,reactive oxygen species,potassium efflux activates NLRP3/ASC inflammasome during respiratory syncytial virus infection［J］. PLOS ONE,2012,7（1）:e29695.

［30］MEYER-HOFFERT U,Schroder J M. Epidermal proteases in the pathogenesis of rosacea［J］. J Investig Dermatol Symp Proc,201,15（1）:16-23.

［31］GERBER P A,BUHREN B A,STEINHOFF M,et al. Rosacea:The cytokine and chemokine network［J］. J Investig Dermatol Symp Proc,2011,15（1）:40-47.

［32］OIKONOMOPOULOU K,HANSEN K K,SAIFEDDINE M,et al. Kallikrein-mediated cell signalling:targeting proteinase-activated receptors（PARs）［J］. Biol Chem,2006,387（6）:817-824.

［33］STEINHOFF M,BUDDENKOTTE J,SHPACOVITCH V,et al. Proteinase-activated receptors:transducers of proteinase-mediated signaling in inflammation and immune response［J］. Endocr Rev,2005,26（1）:1-43.

［34］JANG Y H,SIM J H,KANG H Y,et al. Immunohistochemical expression of matrix metalloproteinases in the granulomatous rosacea compared with the non-granulomatous rosacea［J］. J Eur Acad Dermatol Venereol,2011,25（5）:544-548.

［35］BUHL T,SULK M,NOWAK P,et al. Molecular and Morphological Characterization of Inflammatory Infiltrate in Rosacea Reveals Activation of Th1/Th17 Pathways［J］. J Invest Dermatol,2015,135（9）:2198-2208.

［36］LEE S H,LEE S B,HEO J H,et al. Sebaceous Glands participate in the inflammation of Rosacea［J］. J Eur Acad Dermatol Venereol,2019.

［37］SULK M,SEELIGER S,AUBERT J,et al. Distribution and expression of non-neuronal transient receptor potential（TRPV）ion channels in rosacea［J］. J Invest Dermatol,2012,132（4）:1253-1262.

［38］MASCARENHAS N L,WANG Z,CHANG Y L,et al. TRPV4 Mediates Mast Cell Activation in Cathelicidin-

Induced Rosacea Inflammation［J］. J Invest Dermatol, 2017, 137（4）: 972-975.

［39］ KIM M, KIM J, JEONG S W, et al. Inhibition of mast cell infiltration in an LL-37-induced rosacea mouse model using topical brimonidine tartrate 0.33% gel［J］. Eep Dermatol, 2017, 26（11）: 1143-1145.

［40］ AKDOGAN N, ALLI N, INCEL U P, et al. Role of serum 25-hydroxyvitamin D levels and vitamin D receptor gene polymorphisms in patients with rosacea: a case-control study［J］. Clin Exp Dermatol, 2019, 44（4）: 397-403.

［41］ EKIZ O, BALTA I, SEN B B, et al. Vitamin D status in patients with rosacea［J］. Cutan Ocul Toxicol, 2014, 33（1）: 60-62.

［42］ HALLAU J, HAMANN L, SCHUMANN R R, et al. A Promoter Polymorphism of the Vitamin D Metabolism Gene Cyp24a1 is Associated with Severe Atopic Dermatitis in Adults［J］. Acta Derm Venereol, 2016, 96（2）: 169-172.

［43］ WOO Y R, JUNG K E, KOO D W, et al. Vitamin D as a Marker for Disease Severity in Chronic Urticaria and Its Possible Role in Pathogenesis［J］. Ann Dermatol, 2015, 27（4）: 423-430.

［44］ SCHAUBER J, DORSCHNER R A, YAMASAKI K, et al. Control of the innate epithelial antimicrobial response is cell-type specific and dependent on relevant microenvironmental stimuli［J］. Immunology, 2006, 118（4）: 509-519.

［45］ MORIZANE S, YAMASAKI K, KABIGTING F D, et al. Kallikrein expression and cathelicidin processing are independently controlled in keratinocytes by calcium, vitamin D（3）, and retinoic acid［J］. J Invest Dermatol, 2010, 130（5）: 1297-1306.

［46］ CHEN M, XIE H, CHEN Z, et al. Thalidomide ameliorates rosacea-like skin inflammation and suppresses NF-kappa B activation in keratinocytes［J］. Biomed Pharmacother, 2019, 116: 109011.

［47］ LI Y, XIE H, Deng Z, et al. Tranexamic acid ameliorates rosacea symptoms through regulating immune response and angiogenesis［J］. Int Immunopharmatol, 2019, 67: 326-334.

［48］ HOLMES A D, STEINHOFF M. Integrative concepts of rosacea pathophysiology, clinical presentation and new therapeutics［J］. Exp Dermatol, 2017, 26（8）: 659-667.

［49］ AUBDOOL A A, BRAIN S D. Neurovascular aspects of skin neurogenic inflammation［J］. J Investig Dermatol Symp Proc, 2011, 15（1）: 33-39.

［50］ SEELIGER S, BUDDENKOTTE J, SCHMIDT-CHOUDHURY A, et al. Pituitary adenylate cyclase activating polypeptide: an important vascular regulator in human skin in vivo［J］. Am J Pathol, 2010, 177（5）: 2563-2575.

［51］ GREENO E W, MANTYH P, VERCELLOTTI G M, et al. Functional neurokinin 1 receptors for substance P are expressed by human vascular endothelium［J］. J Exp Med, 1993, 177（5）: 1269-1276.

［52］ DEL R J. Management of facial erythema of rosacea: what is the role of topical alpha-adrenergic receptor agonist therapy?［J］. J Am Acad Dermatol, 2013, 69（6 Suppl 1）: S44-S56.

［53］ METZLER-WILSON K, TOMA K, SAMMONS D L, et al. Augmented supraorbital skin sympathetic nerve activity responses to symptom trigger events in rosacea patients［J］. J Neurophysiol, 2015, 114（3）: 1530-

1537.

[54] STEINHOFF M,SCHMELZ M,SCHAUBER J. Facial Erythema of Rosacea - Aetiology,Different Pathophysiologies and Treatment Options[J]. Acta Derm Venereol,2016,96(5):579-586.

[55] AHN C S,HUANG W W. Rosacea Pathogenesis[J]. Dermatol Clin,2018,36(2):81-86.

[56] WHITFELD M,GUNASINGAM N,LEOW L J,et al. Staphylococcus epidermidis:a possible role in the pustules of rosacea[J]. J Am Acad Dermatol,2011,64(1):49-52.

[57] DAHL M V,ROSS A J,SCHLIEVERT P M. Temperature regulates bacterial protein production:possible role in rosacea[J]. J Am Acad Dermatol,2004,50(2):266-272.

[58] LACEY N,DELANEY S,KAVANAGH K,et al. Mite-related bacterial antigens stimulate inflammatory cells in rosacea[J]. Br J Dermatol,2007,157(3):474-481.

[59] MCMAHON F,BANVILLE N,BERGIN D A,et al. Activation of Neutrophils via IP3 Pathway Following Exposure to Demodex-Associated Bacterial Proteins[J]. Inflammation,2016,39(1):425-433.

[60] HANDA O,NAITO Y,YOSHIKAWA T. Helicobacter pylori:a ROS-inducing bacterial species in the stomach [J]. Inflamm Res,2010,59(12):997-1003.

[61] HUANG F Y,CHAN A O,RASHID A,et al. Helicobacter pylori induces promoter methylation of E-cadherin via interleukin-1beta activation of nitric oxide production in gastric cancer cells[J]. Cancer-am Cancer Soc, 2012,118(20):4969-4980.

[62] DRAGO F,DE COL E,AGNOLETTI A F,et al. The role of small intestinal bacterial overgrowth in rosacea:A 3-year follow-up[J]. J Am Acad Dermatol,2016,75(3):e113-115.

[63] PARODI A,PAOLINO S,GRECO A,et al. Small intestinal bacterial overgrowth in rosacea:clinical effectiveness of its eradication[J]. Clin Gastroenterol Hepatol,2008,6(7):759-764.

[64] DRAGO F,CICCARESE G,PARODI A. Effects of the treatment for small intestine bacterial overgrowth on rosacea[J]. J Dermatol,2017,44(12):e321.

[65] WEINSTOCK L B,STEINHOFF M. Rosacea and small intestinal bacterial overgrowth:prevalence and response to rifaximin[J]. J Am Acad Dermatol,2013,68(5):875-876.

[66] BONNAR E,EUSTACE P,POWELL F C. The Demodex mite population in rosacea [J]. J Am Acad Dermatol,1993,28(3):443-448.

[67] FORTON F,SEYS B. Density of Demodex folliculorum in rosacea:a case-control study using standardized skin-surface biopsy[J]. Br J Dermatol,1993,128(6):650-659.

[68] CASAS C,PAUL C,LAHFA M,et al. Quantification of Demodex folliculorum by PCR in rosacea and its relationship to skin innate immune activation[J]. Exp Dermatol,2012,21(12):906-910.

[69] TEUGUT E A,GUREL M S,KOKU A A,et al. Demodex mites in acne rosacea:reflectance confocal microscopic study[J]. Australas J dermatol,2017,58(2):e26-30.

[70] MORAN E M,FOLEY R,POWELL F C. Demodex and rosacea revisited[J]. Clin Dermatol,2017,35(2): 195-200.

[71] AKILOV O E,MUMCUOGLU K Y. Immune response in demodicosis[J]. J Eur Acad Dermatol Venereol,

2004,18（4）:440-444.

［72］ AKILOV O E,KAZANCEVA S V,VLASOVA I A. Particular Features of Immune Response after Invasion of Different Species of Human Demodex Mites［J］. Russ J Immunol,2001,6（4）:399-404.

［73］ LIU Q,ARSECULERATNE C,LIU Z,et al. Simultaneous deficiency in CD28 and STAT6 results in chronic ectoparasite-induced inflammatory skin disease［J］. Infect Immun,2004,72（7）:3706-3715.

［74］ LACEY N,RUSSELL-HALLINAN A,ZOUBOULIS C C,et al. Demodex mites modulate sebocyte immune reaction:possible role in the pathogenesis of rosacea［J］. Br J Dermatol,2018,179（2）:420-430.

［75］ KOCAK M,YAGLI S,VAHAPOGLU G,et al. Permethrin 5% cream versus metronidazole 0.75% gel for the treatment of papulopustular rosacea. A randomized double-blind placebo-controlled study［J］. Dermatology,2002,205（3）:265-270.

［76］ VAN ZUUREN E J. Rosacea［J］. N Engl J Med,2017,377（18）:1754-1764.

［77］ WLASCHEK M,HEINEN G,POSWIG A,et al. UVA-induced autocrine stimulation of fibroblast-derived collagenase/MMP-1 by interrelated loops of interleukin-1 and interleukin-6［J］. Photochem Photobiol,1994,59（5）:550-556.

［78］ CRIBIER B. Rosacea under the microscope:characteristic histological findings［J］. J Eur Acad Dermatol Venereol,2013,27（11）:1336-1343.

［79］ MELNIK B C. Endoplasmic reticulum stress:key promoter of rosacea pathogenesis［J］. Exp Dermatol,2014,23（12）:868-873.

［80］ OZKOL H U,CALKA O,AKDENIZ N,et al. Rosacea and exposure to tandoor heat:Is there an association?［J］. Int J Dermatol,2015,54（12）:1429-1434.

［81］ GUZNAN-SANCHEZ D A,ISHIUJI Y,PATEL T,et al. Enhanced skin blood flow and sensitivity to noxious heat stimuli in papulopustular rosacea［J］. J Am Acad Dermatol,2007,57（5）:800-805.

［82］ MINSON C T,BERRY L T,JOYNER M J. Nitric oxide and neurally mediated regulation of skin blood flow during local heating［J］. J Appl Physiol（1985）,2001,91（4）:1619-1626.

［83］ MULLER M D,SAUDER C L,RAY C A. Mental Stress Elicits Sustained and Reproducible Increases in Skin Sympathetic Nerve Activity［J］. Physiol Rep,2013,1（1）.

［84］ METALER-WILSON K,TOMA K,SAMMONS D L,et al. Augmented supraorbital skin sympathetic nerve activity responses to symptom trigger events in rosacea patients［J］. J Neurophysiol,2015,114（3）:1530-1537.

［85］ HALL J M,CRUSER D,PODAWILTZ A,et al. Psychological Stress and the Cutaneous Immune Response:Roles of the HPA Axis and the Sympathetic Nervous System in Atopic Dermatitis and Psoriasis［J］. Dermatol Res Pract,2012,2012:403908.

［86］ SLOMINSKI A,WORTSMAN J,PISARCHIK A et al. Cutaneous expression of corticotropin-releasing hormone（CRH）,urocortin,and CRH receptors［J］. FASEB J,2001,15（10）:1678-1693.

［87］ Deng Z,Chen M,Liu Y,et al. A positive feedback loop between mTORC1 and cathelicidin promotes skin inflammation in rosacea［J］. EMBO Mol Med,2021,13（5）:e13560.

第四章

玫瑰痤疮与系统性疾病关系的研究进展

玫瑰痤疮是一种反复发作的面部炎症性疾病，但从目前已发表的文献来看，玫瑰痤疮可与一系列系统性疾病同时存在，包括心血管系统、消化系统、神经系统和精神心理疾病等，且中重度玫瑰痤疮患者罹患其他系统疾病的风险较轻度玫瑰痤疮患者更高。本章节将从共患系统性疾病的种类、可能的共病机制、疾病转归和预后等方面对玫瑰痤疮与其他系统性疾病关系的研究进展作一阐述。明确玫瑰痤疮与系统性疾病之间的关系不但有利于进一步阐明玫瑰痤疮的发病机制，而且可以指导皮肤科医师对玫瑰痤疮患者潜在的系统性疾病进行早期筛查及积极处理，这对于玫瑰痤疮患者的综合管理有重要意义。

 第一节 玫瑰痤疮与心血管疾病

心血管疾病（cardiovascular disease，CVD）是常见病、多发病的典型代表，已有多项研究表明玫瑰痤疮患者的心血管疾病发生率显著增高。目前有报道的与玫瑰痤疮相关的心血管疾病包括高血压、冠心病、外周动脉疾病及心力衰竭等，且其关联度随着玫瑰痤疮疾病严重程度的增加而升高。

多个国家地区开展的玫瑰痤疮合并心血管疾病的流行病学研究均证实了玫瑰痤疮患者中心血管疾病的高发风险。2012 年 11 月至 2013 年 8 月，约翰霍普金斯皮肤科门诊开展的一项单中心病例对照研究（65 例玫瑰痤疮患者）发现，中重度玫瑰痤疮患者中高血压的患病比例显著高于轻度玫瑰痤疮患者（55.6% vs 23.7%），患病风险也明显增高（$OR=4.0$）。此外，其他心血管疾病（包括冠心病、脑血管疾病、外周动脉疾病及心力衰竭）、代谢性疾病[（糖尿病、高脂血症及肥胖（即 $BMI>30kg/m^2$）]在中重度玫瑰痤疮患者中的患病比例（心血管疾病：中重度 66.7% vs 轻度 31.6%；代谢性疾病：中重度 74.1% vs 轻度 39.5%）及患病风险（心血管疾病：$OR=4.3$；代谢性疾病：$OR=4.4$）亦显著高于轻度玫瑰痤疮患者。Hua 等研究者基于 1997—2010 年中国台湾全民健康保险研究资料库（national health insurance research database）的数据开展了一项病例对照研究（33 553 名玫瑰痤疮患者，67 106 名对照者），结果提示冠状动脉疾病（$OR=1.35$）及高血压（$OR=1.17$）在玫瑰痤疮患者中的发病风险较对照人群显著升高。中南大学湘雅医院皮肤科玫瑰痤疮团队在 2017 年 3 月至 12 月于长沙市 15

个社区开展了一项横断面研究,发现女性玫瑰痤疮患者中高血压的患病率较普通人群增高了 2.71 倍,但两者冠心病的患病率无显著差异。

除了明确诊断的心血管疾病,脂质代谢异常作为心血管疾病的高风险因素,也与玫瑰痤疮存在一定的相关性。已有多项研究表明,玫瑰痤疮患者中总胆固醇、低密度脂蛋白等指标较对照人群显著升高。其中一项研究显示,玫瑰痤疮患者中高脂血症的患病率高达 44%,显著高于对照组的 10.5%($OR=6.8$)。而玫瑰痤疮患者红斑毛细血管扩张、丘疹脓疱、肥大增生、眼部症状等不同表现与高胆固醇、高低密度脂蛋白(>130mg/dl)、高甘油三酯、低高密度脂蛋白的发生无显著差异。因此,脂质代谢异常可能与玫瑰痤疮的发病有关,但不能解释玫瑰痤疮患者的不同临床表现。此外,玫瑰痤疮患者不同临床表现的出现是否与面部不同部位血管神经、皮脂腺、眼部附属器等的代谢异常相关仍需进一步探索。

针对玫瑰痤疮与心血管疾病共病的机制研究不多,目前比较公认的是抗菌肽介导的氧化应激通路,这一通路在玫瑰痤疮和动脉粥样硬化的发病机制上存在重叠。首先,玫瑰痤疮与动脉粥样硬化患者的炎症细胞表面均有抗菌肽的高表达;抗菌肽有抗菌活性和免疫调节的功能,可以介导炎性基因的表达,调节炎症细胞中细胞因子及趋化因子的释放等。抗菌肽是小鼠模型中诱导局部玫瑰痤疮样皮炎的重要因素,缺乏抗菌肽的小鼠发生动脉粥样硬化的概率较低。其次,玫瑰痤疮患者与动脉粥样硬化患者均有抗氧化酶 PON-1 活性的下降。

虽然大量证据表明玫瑰痤疮患者心血管疾病患病率增加,但研究者认为治疗玫瑰痤疮并不会降低其心血管疾病的患病风险。有个别报道指出使用四环素治疗玫瑰痤疮可以降低患者罹患心血管事件的风险,作者认为这可能是因为四环素可通过抑制 MMP 发挥抗炎作用,从而对这些患者的心血管疾病改善有所裨益,但这种观点尚需要更多证据的支持。

综合上述研究,临床上我们对玫瑰痤疮患者,尤其是 45 岁以上的患者,应该仔细询问心血管疾病病史,全面评估其心血管系统情况及相关风险因素。

第二节　玫瑰痤疮与消化系统疾病

幽门螺杆菌感染在玫瑰痤疮发病中的作用一直存在争议,但其他消化系统疾病在玫瑰痤疮患者中的高患病率陆续被报道,包括胃食管反流病(gastroesophageal reflux disease,GERD)、吸收不良、乳糜泻、肠易激综合征、炎症性肠病(inflammatory bowel disease,IBD,包括溃疡性结肠炎及克罗恩病)和小肠细菌过度生长(small intestinal bacterial overgrowth,SIBO)等。一项单中心的病例对照研究发现,玫瑰痤疮患者中 GERD 的患病率高达 49.2%,显著高于对照组的 20%,其患病风险增高 4.2 倍($OR=4.2$)。玫瑰痤疮的疾病严重程度亦与 GERD 的患病率呈正相关,中重度玫瑰痤疮患者中 GERD 的患病率高达 70.4%,而轻度玫瑰痤疮患者中其患病率仅为 34.2%($OR=4.6$)。

炎症性肠病(克罗恩病、溃疡性结肠炎)与玫瑰痤疮共病的流行病学研究同样较多,以回顾性队列研究为主。丹麦一项全国性队列研究(49 475 名玫瑰痤疮患者,4 312 213 名对照者)发现,玫瑰痤疮患者中炎症性肠病[克罗恩病($HR=1.45$)和溃疡性结肠炎($HR=1.19$)]

的发病风险显著升高。Kim 等研究者基于 1997—2013 年的中国台湾全民健康保险研究资料库数据纳入了 89 356 名玫瑰痤疮患者及 178 712 名对照者,展开了一项关于玫瑰痤疮与炎症性肠病并发关系的队列研究,结果显示玫瑰痤疮组及对照组 15 年累计炎症性肠病的发病率分别为 0.036% 及 0.019%,玫瑰痤疮组炎症性肠病患病风险明显高于对照组($HR=1.94$)。另外,使用抗生素治疗玫瑰痤疮有降低炎症性肠病发病率的趋势(差异无统计学意义),下降的原因是抗生素对炎症性肠病的直接作用,还是通过治疗玫瑰痤疮而间接改善炎症性肠病尚需更进一步的研究来证实。有研究表明,口服甲硝唑后炎症性肠病及玫瑰痤疮的症状均会得到改善,可能是甲硝唑的抗炎作用对这两种炎症性疾病均有效。炎症性肠病反过来也可增加玫瑰痤疮的患病风险。一项基于 1995—2013 年的英国临床实践研究数据链(UK-based clinical practice research datalink)的病例对照研究(80 957 名玫瑰痤疮患者)表明,溃疡性结肠炎及克罗恩病患者中玫瑰痤疮的患病风险均显著升高。韩国一项研究[2009—2013 年,韩国健康申明数据库(health claim database)]表明,炎症性肠病患者罹患玫瑰痤疮的风险较高($OR=2.173$)。究其原因,可能是玫瑰痤疮与炎症性肠病有部分共同的基因背景及环境危险因素。玫瑰痤疮及炎症性肠病均与主要组织相容性复合物 II 蛋白质编码基因 *HLA-DRB1*03:01* 的多态性相关。两种疾病均是在一定遗传背景下异常的天然免疫反应所致,主要发生于皮肤或黏膜表面,涉及 Th1/Th17 细胞诱导的炎症是其主要的发病机制。因此,免疫失衡是导致玫瑰痤疮和炎症性肠病发生发展重要的共同基础。

微生态是现今研究的热门,关于玫瑰痤疮与胃肠道菌群的研究同样不少。其中,幽门螺杆菌感染与玫瑰痤疮相关性的研究最多,但一直颇具争议,近期的 Meta 分析发现玫瑰痤疮与幽门螺杆菌感染并没有显著相关性。虽然治疗幽门螺杆菌感染能使玫瑰痤疮症状得以改善,但并不能证明二者存在因果关联,因为二者均可以通过口服抗生素进行治疗。幽门螺杆菌感染相关内容在本书发病机制章节已经详细阐述,在此不再赘述。肠道菌群与玫瑰痤疮的相关性也备受关注,2016 年意大利发表的一项队列研究(60 名玫瑰痤疮患者,40 名对照者)显示,玫瑰痤疮组及对照组小肠细菌过度生长的发生率分别为 41.75% 和 5%($P<0.001$),玫瑰痤疮患者罹患小肠细菌过度生长的风险较对照增高了 13.6 倍。还有研究发现小肠细菌过度生长患者与玫瑰痤疮患者的血清中均有肿瘤坏死因子 α(TNF-α)的显著升高,这可能是两者共同发病的机制之一。此外,缓激肽也可能是两者共同发病的重要环节。缓激肽是血浆激肽释放酶激肽系统(PKKS)中的重要炎性分子,在炎性肠病患者中被激活,同时玫瑰痤疮患者中 PKKS 活化物也出现上调。因此,以缓激肽为代表的炎性分子可能介导了两种疾病的发生发展,但其具体机制仍需进一步探索。

除了上述疾病外,还有一系列其他胃肠道疾病(胃炎、胃溃疡/十二指肠溃疡、消化不良、乳糜泻、肠易激综合征、小肠细菌过度生长等)也被报道在玫瑰痤疮患者中的患病率相较对照组显著增高(35.4% vs 16.9%,$OR=3.0$)。丹麦的一个队列研究(49 475 名玫瑰痤疮患者,4 312 213 名对照者)表明,玫瑰痤疮患者中乳糜泻($HR=1.46$)及肠易激综合征($HR=1.34$)的发病风险较对照均显著增加。虽然玫瑰痤疮和上述已经报道的消化道疾病均非致死性疾病,但据 Egeberg 等人基于 1997—2012 年丹麦医疗保健及国家公民个人登记(civil personal register）数据的调查显示，虽然 5 993 名玫瑰痤疮患者及 29 965 名对照者总体死亡风险是相似的（*HR*=1.06），但玫瑰痤疮患者因胃肠道疾病死亡的风险显著高于对照组（*HR*=1.95），且主要以肝脏疾病所致死亡为主。

　　基于以上研究，临床上我们应对玫瑰痤疮患者进行胃肠道疾病的常规筛查，询问病史时应同时详细询问消化道症状。对于已有消化道症状或已确诊胃肠道疾病的患者，建议早期于消化内科就诊并积极治疗。

 第三节　玫瑰痤疮与免疫系统疾病

　　玫瑰痤疮是一种慢性炎症性疾病，其发病机制与免疫失调密切相关。近年来，陆续有报道提示玫瑰痤疮与免疫系统疾病密切相关。丹麦的一项病例对照研究（6 759 名玫瑰痤疮患者，33 795 名对照患者）表明，玫瑰痤疮患者中 1 型糖尿病［（type 1 diabetes mellitus，T1DM）（*OR*=2.59）］、多发性硬化症（*OR*=1.65）及类风湿关节炎（*OR*=2.14）的患病风险升高，且在女性中此趋势更为显著。此外，约翰霍普金斯皮肤科门诊开展的一项单中心的病例对照研究中发现，玫瑰痤疮患者中风媒传播过敏（患病率：玫瑰痤疮组 67.7% vs 对照组 40%，*OR*=4.6）及食物过敏（患病率：玫瑰痤疮组 16.9% vs 对照组 3.1%；*OR*=10.0）的患病风险显著增高。

　　目前认为，共同的基因背景、抗氧化系统的缺陷及适应性免疫反应可能是玫瑰痤疮与免疫性疾病共病的基础。首先，玫瑰痤疮与自身免疫性疾病如 T1DM、多发性硬化症、类风湿关节炎及炎症性肠病等有 90 多个共同的易感基因位点，包括：*HLA-DRB1*03：01*（T1DM 相关）、*HLA-DQB1*02：01*（T1DM、炎性肠病相关）、*HLA-DQA1*05：01*（T1DM 相关）等。其中，女性 T1DM 与玫瑰痤疮在基因上的关联更为显著。其次，玫瑰痤疮与自身免疫性疾病的抗氧化系统有共同的基因缺陷。研究发现，玫瑰痤疮患者有 *GSTM1* 和 *GSTT1*（编码催化毒性氧化中间体酶的基因）的基因突变，系统性硬化症患者及类风湿关节炎患者也同样有 *GSTM1* 或者 *GSTT1* 基因多态性的改变。最后，适应性免疫反应也是两者重要的发病机制。Th1、Th17 及 B 细胞是玫瑰痤疮与自身免疫性疾病共有的关键免疫细胞，均可通过调节 IFN-γ、IL-17 及免疫蛋白的表达发挥作用。

　　部分玫瑰痤疮患者在临床表现上与经典的免疫系统疾病系统性红斑狼疮非常相似，虽暂无二者相关性的报道，但在临床工作中我们发现有部分玫瑰痤疮患者存在抗核抗体的升高，而皮肤也是免疫性疾病的常见靶器官。因而，在临床诊疗工作中，一方面要注意玫瑰痤疮与其他免疫性疾病的鉴别，特别是容易累及面部皮肤的免疫性疾病，避免误诊的情况发生；另一方面也要警惕玫瑰痤疮患者合并系统免疫性疾病的可能。

 第四节　玫瑰痤疮与神经系统疾病

　　神经血管调节功能异常是玫瑰痤疮重要的发病机制之一，因此学术界对玫瑰痤疮与神经系统疾病的相关性也较为关注。已有研究报道,玫瑰痤疮患者中偏头痛、痴呆、阿尔茨海默病、帕金森病(Parkinson's disease,PD)等疾病的发病风险显著升高,但其发病机制是否具有相关性尚不明确。

　　最早被关注的与玫瑰痤疮相关的神经系统疾病是偏头痛,其首次报道可追溯至1976年,该研究提示玫瑰痤疮患者中偏头痛患病率显著高于对照组(44% vs 13%)。随后丹麦一项研究(49 475名玫瑰痤疮患者)表明,玫瑰痤疮组偏头痛的患病率(12.1% vs 7.3%)及患病风险均显著高于对照组($OR=1.31$),以50岁以上女性玫瑰痤疮患者及眼型玫瑰痤疮患者尤为显著。增生肥大型玫瑰痤疮患者偏头痛的患病风险并无显著增高,而眼型玫瑰痤疮($n=6\,977$)患者偏头痛的患病风险增加了69%(校正后$HR=1.69$)。1996年瑞典的一项调查(809名办公室工作人员)也得到了类似的结论,患有玫瑰痤疮的女性较无玫瑰痤疮的女性偏头痛的患病率更高(27% vs 13%,$P<0.01$)。该调查结果也同样证实了偏头痛在中老年女性中的高发风险,其原因可能是由于在该年龄阶段,女性正处于绝经期或围绝经期,其性激素发生了较大改变,进而影响血管反应的敏感度所致。玫瑰痤疮和偏头痛的相关性在偏头痛患者中也得到了验证,一项英国的病例对照研究[1995—2009年英国全学科医疗机构研究数据库(UK-based general practic research database),53 927名玫瑰痤疮患者]表明,女性偏头痛患者中玫瑰痤疮的发病风险更高($OR=1.22$),并且该趋势在50~59岁女性偏头痛患者中更为显著($OR=1.36$)。同时,使用曲普坦类药物可进一步增加女性偏头痛患者罹患玫瑰痤疮的风险($OR=1.66$),因此,对于女性偏头痛患者,在其药物的选择上可以适当避开曲普坦类药物。此外,偏头痛的多种诱发因素,包括压力、酒精等,均可同时诱发玫瑰痤疮。神经血管调节异常和神经源性炎症可能是玫瑰痤疮和偏头痛两种疾病共同的发病机制。玫瑰痤疮与偏头痛均有典型的神经源性炎症,均与肥大细胞、血管活性神经肽相关。TRPV是一种非选择性阳离子通道,在神经源性炎症中发挥了重要作用。TRPV1离子通道在慢性头痛患者的三叉神经纤维中及红斑毛细血管扩张型(ETR)与增生肥大型(PhR)玫瑰痤疮患者的皮肤组织中表达均有上升。同时,严重的头痛发作时,TRPV1受体激活可以促进降血钙素基因相关肽从三叉神经末端释放,导致血管扩张及神经性疼痛。这些研究表明TRPV1在玫瑰痤疮及偏头痛的发病中均发挥了重要作用,是两种疾病发病的共同分子基础。

　　在其他与玫瑰痤疮相关联的神经系统疾病的研究中,最重要的是丹麦几项大样本回顾性队列研究结果。一项长达14年的队列研究(1997—2011年)共随访68 053名玫瑰痤疮患者,结果发现玫瑰痤疮患者中帕金森病的发病率及发病风险均显著高于对照组($IRR=1.71$),眼型玫瑰痤疮患者中帕金森病的发病风险更高(校正后$IRR=2.03$),而四环素的治疗可以降低其帕金森病的发病风险($IRR=0.98$);同期随访的68 372名玫瑰痤疮患者中胶质瘤的发生率(4.99% vs 3.34%)及发生风险($IRR=1.36$)亦高于对照组。同一团队1997—2012年随访共82 439名玫瑰痤疮患者,发现玫瑰痤疮患者中阿尔茨海默病、痴呆的患病风险增高(阿尔茨海默病$HR=1.25$,痴呆$HR=1.07$),其中女性玫瑰痤疮患者($HR=1.28$)阿尔茨海默病的患病风险略高于男性患者($HR=1.16$)。此外,也有一些基础研究支持玫瑰痤疮与神经系统疾病的相关性。首先，*HLA-DRB1*03:01* 的多态性与玫瑰痤疮有一定关联，而该基因在帕金森病患者中亦高频出现，提示二者具有共同的基因背景；其次，MMP、抗菌肽介导的炎症反应在玫瑰痤疮及帕金森病中均发挥了作用。玫瑰痤疮患者皮损中 MMP 的表达及活性均增加，介导了细胞外基质的降解及局部组织的炎症性破坏。而在帕金森病患者中，MMP 可介导多巴胺神经能的神经元丢失，并且 MMP 的上升与胶质瘤的发生也密切相关。

另一项来自美国的回顾性队列研究（1990—2013 年，53 名面肌痉挛患者）发现面部肌张力障碍患者中玫瑰痤疮的患病率高于普通人群（15% vs 1.34%），但该研究样本量较小，需要更大样本的研究来证实。

综上所述，无论是大样本流行病学资料或是针对发病机制的基础研究均为玫瑰痤疮与神经系统疾病的相关性提供了证据支持。虽说两者之间是否存在必然联系还需进一步验证，但鉴于玫瑰痤疮患者中神经系统疾病的高发风险及不良预后，皮肤科医师在接诊这类患者时应注意神经系统疾病的筛查和防治。

 ## 第五节　玫瑰痤疮与肿瘤

恶性肿瘤是全球重要的公共卫生问题之一。各国关于玫瑰痤疮与恶性肿瘤的研究也不少。丹麦一项全国性队列研究（2008—2012 年，玫瑰痤疮患者 49 475 名，对照者 4 312 213 名）表明，玫瑰痤疮患者中肝癌（HR=1.41）、乳腺癌（HR=1.25）的发病风险显著增加，相反肺癌的发病风险却有下降趋势（HR=0.78），而其他肿瘤如恶性黑色素瘤、卵巢癌、子宫内膜癌、宫颈癌、食管癌、肾癌、胰腺癌及甲状腺肿瘤等的发病风险均无显著增高或降低。Li 等研究者根据 1991—2011 年美国护士健康研究（NHS Ⅱ）的数据探索了女性玫瑰痤疮患者肿瘤发病率的变化，结果表明玫瑰痤疮患者中甲状腺肿瘤的患病风险增高（HR=1.59）。笔者团队于2015 年开展了一项对玫瑰痤疮与肿瘤关系的研究，该研究纳入了 2015 年 11 月至 2017 年10 月于中南大学湘雅医院住院治疗的 7 458 名恶性肿瘤患者及 8 340 名无肿瘤的对照者。结果提示乳腺癌（OR=5.00）及胶质瘤患者（OR=2.16）中玫瑰痤疮的患病率显著升高，血液系统肿瘤患者中玫瑰痤疮的患病风险较对照组降低（OR=0.33），其他肿瘤如肺癌、胃肠道肿瘤、鼻咽喉肿瘤及妇科肿瘤患者较对照者玫瑰痤疮的患病率无显著差异。笔者团队另一项针对长沙市社区的流行病学调查（共 10 095 名参与者）结果提示，社区人群中女性玫瑰痤疮患者中乳腺癌的患病风险增高了 8 倍。基于目前国内外的调查结果，玫瑰痤疮患者中肝癌、乳腺癌、肺癌等实体瘤的共发风险显著增高，而血液系统肿瘤等非实体瘤的共发风险无显著改变或有降低趋势。这些关联的具体机制尚不清楚，但对于我们后续的研究有一定的指导意义。

在一定程度上，玫瑰痤疮属于光加重性皮肤病，因此其与日光暴露关系密切的皮肤恶性肿瘤的相关性也引起了学者们的关注。一项回顾性队列研究表明，玫瑰痤疮患者基底细胞癌等非黑色素瘤皮肤肿瘤（non melanoma skin cancer，NMSC）的患病风险增高（1991—2011 年 NHS Ⅱ，HR=1.50），其原因可能与日晒或长期紫外线暴露相关。但也有研究表明，玫瑰痤疮患者皮肤肿瘤或日光性病变的发生率并未显著增加。

目前针对恶性肿瘤与玫瑰痤疮共病机制的研究较少,尚无充分证据能表明二者之间是否存在因果关联,但由于恶性肿瘤的不良预后,对玫瑰痤疮患者也需做好高发肿瘤的筛查。

 第六节　玫瑰痤疮与精神心理疾病

已有大量证据表明,玫瑰痤疮患者中焦虑、抑郁等精神心理疾病的发生率显著升高,尤其是在社会经济地位较低的年轻患者中更为显著。美国国家卫生统计中心(U. S. National Center for Health Statistics)记录的 6 亿次皮肤科门诊就诊数据(1995—2002 年)表明,玫瑰痤疮患者罹患抑郁症(OR=4.81)的风险显著增高。玫瑰痤疮诱发或加重精神心理疾患的原因可能与其皮损影响患者容貌、增加患者耻辱感有关,而瘙痒、灼热、刺痛等主观症状亦可影响患者的生活质量,患者精神负担不断加重,最终诱发精神障碍甚至精神疾病。因此,玫瑰痤疮患者常常有较高的焦虑及抑郁评分,表现为不自信、生活质量差等。另一方面,压力、焦虑等精神状态的改变也可诱发或加重玫瑰痤疮。研究表明,重大事件的发生、焦虑及不成熟的人格、社交压力等均可能导致玫瑰痤疮的发生或者加重。

正是由于二者可以相互影响,孰因孰果也存在争议。英国一项病例对照研究(1995—2009 年,全学科医疗机构研究数据库)表明,抑郁症或者其他情感障碍并不会增加玫瑰痤疮的发病风险。非精神分裂症患者长期使用含锂药物治疗,其玫瑰痤疮的患病风险降低(OR=0.58)。而对于已经确诊的精神分裂症患者,无论是否使用抗精神病药物,其玫瑰痤疮的患病风险也较正常对照组低(OR=0.71)。作者推测,此类患者玫瑰痤疮较低的发病率可能因其认知改变而被低估。

从发病机制来说,神经血管调节异常和神经源性炎症可能是玫瑰痤疮和抑郁、焦虑共同发病的基础。TRPV1 在玫瑰痤疮患者皮肤组织中表达上升,它的活化可能诱导人类的抑郁,而抑制 TRPV1 通路具有抗抑郁的效果。其确切机制需要进一步研究,但这一通路为这些相似疾病的治疗提供了新的分子靶点。

鉴于玫瑰痤疮和心理、压力等因素的密切相关性及玫瑰痤疮患者焦虑抑郁的高发率,我们建议临床医师在治疗玫瑰痤疮时应关注患者的心理健康,必要时利用焦虑抑郁量表进行筛查,对于确实存在精神心理疾病的患者应该要推荐其同时进行心理治疗。

 第七节　玫瑰痤疮与泌尿系统疾病

目前关于玫瑰痤疮与泌尿系统疾病共病的研究不多,笔者通过文献检索发现二者存在一定的关联。约翰霍普金斯皮肤科门诊开展的一项病例对照研究表明玫瑰痤疮患者中泌尿系统疾病的患病风险显著升高(OR=7.5;患病率玫瑰痤疮组 23.1% vs 对照组 3.1%)。中国台湾的一项配对队列研究(2001—2005 年全民健康保险研究资料库,277 名玫瑰痤疮患者)追踪了 8~12 年内玫瑰痤疮慢性肾病的发生率,结果提示玫瑰痤疮患者慢性肾病的发病率为每年 1.602%，高于对照组的每年 1.063%。中重度玫瑰痤疮患者中慢性肾病的发病危险比高于轻度玫瑰痤疮，分别为 2.53 及 1.82。同时，高龄可增加玫瑰痤疮患者中慢性肾病的患病风险。玫瑰痤疮与慢性肾病共同发生的基础可能与炎症及氧化应激有关，这有望成为未来探索的一个方向。

 第八节　玫瑰痤疮与内分泌系统疾病

除却 T1DM 已有流行病学证据证实其患病与玫瑰痤疮呈正相关外，笔者团队开展的一项针对长沙市社区人群的流行病学调查，发现女性玫瑰痤疮患者甲状腺功能亢进的发生风险较对照人群升高 4.79 倍，男性患者则升高约 11.73 倍。研究中未细分具体的甲状腺功能亢进类型，但 80% 左右的甲状腺功能亢进为格雷夫斯（Graves）病所致，而 Graves 病为自身免疫性的甲状腺疾病，故其可能通过诱导自身免疫系统紊乱而与玫瑰痤疮发生共病。玫瑰痤疮与甲状腺疾病的相关性仍需在大样本、多中心、多种族中进一步调查与研究，以进一步探索两者的关联及可能的发病机制。

 第九节　玫瑰痤疮与其他皮肤疾病

针对玫瑰痤疮与其他皮肤疾病的关联目前仍缺乏较多的流行病学证据或相应的基础研究，但在临床工作中我们发现寻常痤疮与玫瑰痤疮并发最为常见。笔者团队于 2018 年在中国 8 693 名大学生中展开了玫瑰痤疮与皮肤疾病共患病的调查，其中有 310 名学生确诊为玫瑰痤疮，玫瑰痤疮患者发生中重度痤疮与雄激素性秃发（androgenetic alopecia，AGA）的风险显著增高。痤疮与 AGA 均与雄激素分泌相关，玫瑰痤疮目前公认的发病机制中并未阐明其与性激素的关联，但临床上玫瑰痤疮好发于女性，且在妊娠、月经期间更容易发作或者加重，故我们推测玫瑰痤疮的发病可能与性激素的调节有关，但此推测需要进一步验证。同时，笔者团队一项针对长沙市社区人群的流行病学调查中发现，女性玫瑰痤疮患者中黄褐斑的发病风险较对照人群升高 4.28 倍。黄褐斑的发生发展与性激素调节、紫外线暴露、氧化应激及局部炎症反应均有关联，而这些危险因素亦与玫瑰痤疮的发病相关。

目前关于玫瑰痤疮与其他皮肤疾病的关系仍缺乏在其他国家及地域人群中的研究，需进一步探索其流行病学特征及发病机制。但在临床诊疗过程中，若注意到患者有共患疾病时，在治疗上应尽可能兼顾，如对于合并痤疮的患者，应注意多西环素和异维 A 酸的合理使用，对于合并黄褐斑者，可酌情予以氨甲环酸外用制剂，并加强防晒宣教。

玫瑰痤疮并非是一种危及生命的皮肤疾患，但是鉴于其与其他系统性疾病共患的风险，进一步认识玫瑰痤疮共患疾病的关联性及关联强度，探索玫瑰痤疮与这些疾病的共病机制，对其共患病进行早期识别、筛选及治疗十分重要。未来的研究方向可着眼于遗传基因及环境因素、神经免疫失衡、免疫异常、炎症等方面。对于玫瑰痤疮患者，尤其是有系统性疾病高发风险的患者应该做好宣教及预防工作,积极排查相关系统性疾病及并发症,调整诊疗方案,做到"三早一全",即早期预防、早期发现、早期治疗,全面维护玫瑰痤疮患者的健康。

（唐　言）

 参考文献

[1] RAINER B M,FISCHER A H,LUZ FELIPE DA SILVA D,et al. Rosacea is associated with chronic systemic diseases in a skin severity-dependent manner:results of a case-control study[J]. J Am Acad Dermatol,2015, 73(4):604-608.

[2] HUA T C,CHUNG P I,CHEN Y J,et al. Cardiovascular comorbidities in patients with rosacea:A nationwide case-control study from Taiwan[J]. J Am Acad Dermatol,2015,73(2):249-254.

[3] EGEBERG A,HANSEN P R,GISLASON G H,et al. Assessment of the risk of cardiovascular disease in patients with rosacea[J]. J Am Acad Dermatol,2016,75(2):336-339.

[4] MARSHALL V D,MOUSTAFA F,HAWKINS S D,et al. Cardiovascular Disease Outcomes Associated with Three Major Inflammatory Dermatologic Diseases:A Propensity-Matched Case Control Study[J]. Dermatol Ther(Heidelb),2016,6(4):649-658.

[5] DUMAN N,ERSOY EVANS S,ATAKAN N. Rosacea and cardiovascular risk factors:a case control study[J]. J Eur Acad Dermatol Venereol,2014,28(9):1165-1169.

[6] TAKCI Z,BILGILI S G,KARADAB A S,et al. Decreased serum paraoxonase and arylesterase activities in patients with rosacea[J]. J Eur Acad Dermatol Venereol,2015,29(2):367-370.

[7] LI JI,WANG B,Deng Y X,et al. Epidemiological features of rosacea in Changsha,China:a population-based, cross-sectional study[J]. Br J Dermatol,accepted.

[8] COHEN CG K L,WISE T N,EPSTEIN S,et al. Delusions of disfigurement in a woman with acne rosacea[J]. Gen Hosp Psychiatry,1991,13(4):273-277.

[9] HOLMES A D,SPOENDLIN J,CHIEN A L,et al. Evidence-based update on rosacea comorbidities and their common physiologic pathways[J]. J Am Acad Dermatol,2018,78(1):156-166.

[10] STEINHOFF M,SCHAUBER J,LEYDEN J J. New insights into rosacea pathophysiology:a review of recent findings[J]. J Am Acad Dermatol,2013,69(6 Suppl 1):S15-26.

[11] EDFELDT K,AGERBERTH B,ROTTENBERG M E,et al. Involvement of the antimicrobial peptide LL-37 in human atherosclerosis[J]. Arterioscler Thromb Vasc Biol,2006,26(7):1551-1557.

[12] DURRINGTON PN M B,MACKNESS M I. Paraoxonase and atherosclerosis[J]. Arterioscler Thromb Vasc Biol,2001,21(4):473-480.

[13] YAMASAKI K,Di NARDO A,BARDAN A,et al. Increased serine protease activity and cathelicidin promotes skin inflammation in rosacea[J]. Nat Med,2007(8),13:975-980.

[14] DORING Y,DRECHSLER M,WANTHA S,et al. Lack of neutrophil-derived CRAMP reduces atherosclerosis

in mice[J]. Circ Res,2012,110(8):1052-1056.

[15] SHIH DM G L,XIA YR,NAVAB M,et al. Mice lacking serum paraoxonase are susceptible to organophosphate toxicity and atherosclerosis[J]. Nature,1998,394(6690):284-287.

[16] AYUB A M M,ARROL S,MACKNESS B,et al. Serum paraoxonase after myocardial infarction[J]. Arterioscler Thromb Vasc Biol,1999,19(2):330-335.

[17] MACHNESS MI H D,BHATNAGAR D,WINOCOUR P H,et al. Serum paraoxonase activity in familial hypercholesterolaemia and insulin-dependent diabetes mellitus[J]. Atherosclerosis,1991,86(2-3):193-199.

[18] DOSAL J R,RODRIGUEZ G L,PEZON C F,et al. Effect of tetracyclines on the development of vascular disease in veterans with acne or rosacea:a retrospective cohort study[J]. J Invest Dermatol,2014,134(8):2267-2269.

[19] BENDER A,ZAPOLANSKI T,WATKINS S,et al. Tetracycline suppresses ATP gamma S-induced CXCL8 and CXCL1 production by the human dermal microvascular endothelial cell-1(HMEC-1)cell line and primary human dermal microvascular endothelial cells[J]. Exp Dermatol,2008,17(9):752-760.

[20] WU C Y,CHANG Y T,JUAN C K,et al. Risk of inflammatory bowel disease in patients with rosacea:Results from a nationwide cohort study in Taiwan[J]. J Am Acad Dermatol,2017,76(5):911-917.

[21] KIM M,CHOI K H,HWANG S W,et al. Inflammatory bowel disease is associated with an increased risk of inflammatory skin diseases:A population-based cross-sectional study[J]. J Am Acad Dermatol,2017,76(1):40-48.

[22] SPOENDLIN J,KARATAS G,FURLANO R I,et al. Rosacea in Patients with Ulcerative Colitis and Crohn's Disease:A Population-based Case-control Study[J]. Inflamm Bowel Dis,2016,22(3):680-687.

[23] LI WQ,CHO E,KHALILI H,et al. Rosacea,Use of Tetracycline,and Risk of Incident Inflammatory Bowel Disease in Women[J]. Clin Gastroenterol Hepatol,2016,14(2):220-225 e1-3.

[24] DRAGO F,DE COL E,AGNOLETTI A F,et al. The role of small intestinal bacterial overgrowth in rosacea:A 3-year follow-up[J]. J Am Acad Dermatol,2016,75(3):e113-115.

[25] EGEBERG A W L,THYSSEN E P,GISLASON G H,et al. Rosacea and gastrointestinal disorders:a population-based cohort study[J]. Br J Dermatol,2017,176(1):100-106.

[26] DIAZ C,O'CALLAGHAN C J,KHAN A,et al. Rosacea:a cutaneous marker of Helicobacter pylori infection? Results of a pilot study[J]. Acta Derm Venereol,2003,83(4):282-286.

[27] SZLACHIC A. The link between Helicobacter pylori infection and rosacea[J]. J Eur Acad Dermatol Venereol,2002,16(4):328-333.

[28] SPOENDLIN J K G,FURLANO R I,JICK S S,et al. Rosacea in Patients with Ulcerative Colitis and Crohn's Disease:A Population-based Case-control Study[J]. Inflamm Bowel Dis,2016,22(3):680-687.

[29] CHANG A L S,RABER I,XU J,et al. Assessment of the genetic basis of rosacea by genome-wide association study[J]. J Invest Dermatol,2015,135(6):1548-1555.

[30] GOYETTE P,BOUCHER G,MALLON D,et al. High-density mapping of the MHC identifies a shared role for

HLA-DRB1*01:03 in inflammatory bowel diseases and heterozygous advantage in ulcerative colitis [J]. Nat Genet,2015,47(2):172-179.

[31] REINHOLZ M,RUZICKA T,SCHAUBER J. Cathelicidin LL-37:an antimicrobial peptide with a role in inflammatory skin disease [J]. Ann Dermatol,2012,24(2):126-135.

[32] BUHL T,SULK M,NOWAK P,et al. Molecular and Morphological Characterization of Inflammatory Infiltrate in Rosacea Reveals Activation of Th1/Th17 Pathways [J]. J Invest Dermatol,2015,135(9):2198-2208.

[33] WEINSTOCK L B. Rosacea in Crohn's Disease-Effect of Rifaximin [J]. J Clin Gastroenterol,2011,45(3):295-296.

[34] VERA N,PATEL N U,SEMINARIO-VIDAL L. Rosacea Comorbidities [J]. Dermatol Clin,2018,36(2):115-122.

[35] SPOENDLIN J K G,FURLANO R I,JICK S S,et al. Incidence of anti-Helicobacter pylori and anti-CagA antibodies in rosacea patients [J]. Inflamm Bowel Dis,2016,22(8):680-687.

[36] JORGENSEN A R,EGEBERG A,GIDEONSSON R,et al. Rosacea is associated with Helicobacter pylori:a systematic review and meta-analysis [J]. J Eur Acad Dermatol Venereol,2017,31(12):2010-2015.

[37] WEINSTOCK L B,STEINHOFF M. Rosacea and small intestinal bacterial overgrowth:prevalence and response to rifaximin [J]. J Am Acad Dermatol,2013,68(5):875-876.

[38] PARODI A P S,GRECO A,DRAGO F,et al. Small intestinal bacterial overgrowth in rosacea:clinical effectiveness of its eradication [J]. Clin Gastroenterol Hepatol,2008,6(7):759-764.

[39] EGEBERG A,FOWLER J F,Jr.,GISLASON G H,et al. Nationwide Assessment of Cause-Specific Mortality in Patients with Rosacea:A Cohort Study in Denmark [J]. Am J Clin Dermatol,2016,17(6):673-679.

[40] EGEBERG A H P,GISLASON G H,THYSSEN J P. Clustering of autoimmune diseases in patients with rosacea [J]. J Am Acad Dermatol,2016,74(4):667-672.

[41] JONES D. Reactive oxygen species and rosacea [J]. Cutis,2004,74(3 Suppl):17-20,32-34.

[42] BAZ K C M,KOKTURK A,ASLAN G,et al. Plasma reactive oxygen species activity and antioxidant potential levels in rosacea patients:correlation with seropositivity to Helicobacter pylori [J]. Int J Dermatol,2004,43(7):494-497.

[43] LEE YH S Y,KIM J H,CHOI S J,et al. Meta-analysis of associations between MTHFR and GST polymorphisms and susceptibility to multiple sclerosis [J]. Neurol Sci,2015,36(11):2089-2096.

[44] JI J D,LEE W J. Association between the polymorphisms of glutathione S-transferase genes and rheumatoid arthritis:a meta-analysis [J]. Gene,2013,521(1):155-159.

[45] HOLMDAHL R,MALMSTROM V,BURKHARDT H. Autoimmune priming,tissue attack and chronic inflammation - the three stages of rheumatoid arthritis [J]. Eur J Immunol,2014,44(6):1593-1599.

[46] EPELMAN S L P,MANN D L. Role of innate and adaptive immune mechanisms in cardiac injury and repair [J]. Nat Rev Immunol,2015,15(2):117-129.

[47] HEMMER B,KERSCHENSTEINER M,KORN T. Role of the innate and adaptive immune responses in the course of multiple sclerosis [J]. The Lancet Neurology,2015,14(4):406-419.

［48］YADAV V V F,BRAVO R,FURRER E,et al. Inflammatory bowel disease:exploring gut pathophysiology for novel therapeutic targets［J］. Transl Res,2016,176:38-68.

［49］LI M S L,QIN X Y. Advances in the cellular immunological pathogenesis of type 1 diabetes［J］. J Cell Mol Med,2014,18(5):749-758.

［50］DU PRE MF S L. T-cell and B-cell immunity in celiac disease［J］. Best Pract Res Clin Gastroenterol,2015, 29(3):413-423.

［51］GUPTA MA G A,CHEN S J,JOHNSON A M. Comorbidity of rosacea and depression:an analysis of the National Ambulatory Medical Care Survey and National Hospital Ambulatory Care Survey-Outpatient Department data collected by the U. S. National Center for Health Statistics from 1995 to 2002［J］. Br J Dermatol,2005,153(6):1176-1181.

［52］MOUSTAFA F L R,FELDMAN S R. The psychological impact of rosacea and the influence of current management options［J］. J Am Acad Dermatol,2014,71:973-980.

［53］BEWLEY A,FOWLER J,SCHOFER H,et al. Erythema of Rosacea Impairs Health-Related Quality of Life: Results of a Meta-analysis［J］. Dermatol Ther(Heidelb),2016,6(2):237-247.

［54］EGEBERG A,HANSEN P R,GISLASON GH,et al. Patients with rosacea have increased risk of dementia［J］. Ann Neurol,2016,79(6):921-928.

［55］TAN SG C W. Rosacea and migraine［J］. Br Med J,1976,1(6000):21.

［56］EGEBERG A,ASHINA M,GAIST D,et al. Prevalence and risk of migraine in patients with rosacea:A population-based cohort study［J］. J Am Acad Dermatol,2017,76(3):454-458.

［57］BERG M,LIDEN S. Postmenopausal female rosacea patients are more disposed to react with migraine［J］. Dermatology,1996,193(1):73-74.

［58］SPOENDLIN J,VOEGEL J J,JICK S S,et al. Migraine,triptans,and the risk of developing rosacea:a population-based study within the United Kingdom［J］. J Am Acad Dermatol,2013,69(3):399-406.

［59］BRENNAN K C A. An update on the blood vessel in migraine［J］. Curr Opin Neurol,2010,23(3):266-274.

［60］SCHWAB VD S M,SEELIGER S,NOWAK P,et al. Neurovascular and neuroimmune aspects in the pathophysiology of rosacea［J］. J Investig Dermatol Symp Proc,2011,15(1):53-62.

［61］STEINHOFF M B J,AUBERT J,SULK M,et al. Clinical,cellular,and molecular aspects in the pathophysiology of rosacea［J］. J Investig Dermatol Symp Proc,2011,15(1):2-11.

［62］MESSLINGER K F M,LENNERZ J K. Neuropeptide effects in the trigeminal system:pathophysiology and clinical relevance in migraine［J］. Keio J Med,2011,60(3):82-89.

［63］DEL FIACCO M Q M,BOI M,et al. TRPV1,CGRP and SP in scalp arteries of patients suffering from chronic migraine［J］. J Neurol Neurosurg Psychiatry,2014,86(4):393-397.

［64］SULK M,SEELIGER S,AUBERT J,et al. Distribution and Expression of Non-Neuronal Transient Receptor Potential(TRPV)Ion Channels in Rosacea［J］. J Invest Dermatol,2012,132(4):1253-1262.

［65］MENG J O S,WANG J,PICKERING M,et al. Activation of TRPV1 mediates calcitonin gene-related peptide release,which excites trigeminal sensory neurons and is attenuated by a retargeted botulinum toxin with antinociceptive potential［J］. J Neurosci,2009,29（15）:4981-4992.

［66］EGEBERG A H P,GISLASON G H,THYSSEN J P. Exploring the Association Between Rosacea and Parkinson Disease:A Danish Nationwide Cohort Study［J］. JAMA Neurol,2016,73（5）:529-534.

［67］EGEBERG A,Hansen P R,GISLASON G H et al. Association of Rosacea With Risk for Glioma in a Danish Nationwide Cohort Study［J］. JAMA Dermatol,2016,152（5）:541-545.

［68］SUN C,WEI L,LUO F,et al. HLA-DRB1 alleles are associated with the susceptibility to sporadic Parkinson's disease in Chinese Han population［J］. PLoS One,2012,7（11）:e48594.

［69］HENEKA M T,CARSON M J,KHOURY J E,et al. Neuroinflammation in Alzheimer's disease［J］. The Lancet Neurology,2015,14（4）:388-405.

［70］KHAN T T,DONALDSON J,HESSE R J. Facial dystonias and rosacea:is there an association? ［J］Orbit, 2014,33（4）:276-279.

［71］LONG J,LI J,YUAN X,et al. Potential association between rosacea and cancer:A study in a medical center in southern China［J］. J Dermatol,2019,46:（7）570-576.

［72］LI W Q,ZHANG M,DANBY F W,et al. Personal history of rosacea and risk of incident cancer among women in the US［J］. Br J Cancer,2015,113（3）:520-523.

［73］EGEBERG A F J J,GISLASON G H,Thyssen J P. Rosacea and risk of cancer in Denmark［J］. Cancer Epidemiol,2017,47:76-80.

［74］WU S,HAN J,LADEN F,et al. Long-term ultraviolet flux,other potential risk factors,and skin cancer risk:a cohort study［J］. Cancer Epidemiol Biomarkers Prev,2014,23（6）:1080-1089.

［75］DEL RASSO JQ G R,KIRCIK L,THIBOUTOT D,et al. Why is rosacea considered to be an inflammatory disorder? The primary role,clinical relevance,and therapeutic correlations of abnormal innate immune response in rosacea-prone skin［J］. J Drugs Dermatol,2012,11（6）:694-700.

［76］DUPONT C. Rosacea is not associated with skin cancer［J］. Arch Dermatol,1986,122（10）:1099.

［77］SPOENDLIN J,BICHSEL F,VOEGEL J J,et al. The association between psychiatric diseases,psychotropic drugs and the risk of incident rosacea［J］. Br J Dermatol,2014,170（4）:878-883.

［78］BOHM D,SCHWANITZ P,Stock GISSENDANNER S,et al. Symptom severity and psychological sequelae in rosacea:results of a survey［J］. Psychol Health Med,2014,19（5）:586-591.

［79］GUPTA M A,GUPTA A K,CHEN S J,et al. Comorbidity of rosacea and depression:an analysis of the National Ambulatory Medical Care Survey and National Hospital Ambulatory Care Survey-Outpatient Department data collected by the U. S. National Center for Health Statistics from 1995 to 2002［J］. Br J Dermatol,2005,153（6）:1176-1181.

［80］COUMBE A G,PRITZKER M R,DUPREZ D A. Cardiovascular risk and psoriasis:beyond the traditional risk factors［J］. Am J Med,2014,127（1）:12-18.

［81］MOUSTAFA F L R,FELDMAN S R. The psychological impact of rosacea and the influence of current management options［J］. J Am Acad Dermatol,2014,71（5）:973-980.

［82］BRENNAN K C A. An update on the blood vessel in migraine［J］. Curr Opin Neurol,2010,23（3）:266-274.

［83］MANNA S S,UMATHE S N. A possible participation of transient receptor potential vanilloid type 1 channels in the antidepressant effect of fluoxetine［J］. Eur J Pharmacol,2012,685(1-3):81-90.

［84］CHIU H Y,HUANG W Y,HO C H,et al. Increased risk of chronic kidney disease in patients with rosacea:A nationwide population-based matched cohort study［J］. PLoS One,2017,12(10):e0180446.

第五章

玫瑰痤疮的临床表现

第一节　玫瑰痤疮的临床特点

　　玫瑰痤疮是一种常见的面部慢性炎症性皮肤病,其临床表现多种多样,如阵发性潮红、持续性红斑、丘疹脓疱、增生肥大和眼部炎症等。玫瑰痤疮的好发人群为青中年,而儿童及老年人亦可累及。在玫瑰痤疮患者当中,女性比例显著高于男性,而男性患者主要临床表现为鼻部增生肥大。在实际的临床工作中不难发现,玫瑰痤疮患者的发病存在一定的家族聚集倾向,其流行病学特点及具体遗传学机制如前文所述,在此不再赘述。

　　玫瑰痤疮主要好发部位为面中部隆突部位,主要包括了双侧面颊部、鼻部、颏部和眉间(图 5-1A),部分亦可累及眼部及眶周,极少数情况下皮损可出现在面部外,如颈部(图 5-1B),但皮损一般不出现于双侧额角、眼外侧、耳前或下颌等部位。不同患者的皮损所累及范围及分布不尽相同。部分患者皮损可同时出现在上述所有面中部隆突部位,也可仅累及局部,如局限于鼻部或局限于双侧面颊部等。多数情况下,玫瑰痤疮皮损多呈对称分布,常累及双侧,且双侧皮损严重程度基本相当,极少数玫瑰痤疮患者亦可以出现单侧皮损更明显的情况(图 5-1C)。

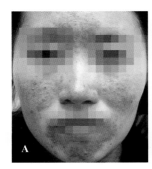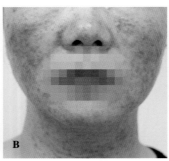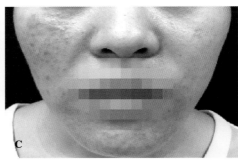

图 5-1　玫瑰痤疮的发病部位
A:好发部位(面颊、鼻部、下颌、眉间);B:面部外表现(颈部);C:双侧皮损不对称。
双侧对称,严重程度基本相当

一、临床症状和体征

玫瑰痤疮的临床表现多种多样,主要包括阵发性潮红、持续性红斑、丘疹脓疱、毛细血管扩张、增生肥大及水肿等。

(一)阵发性潮红

阵发性潮红又称一过性红斑,主要出现于上述面中部隆突部位(包括面颊部、鼻部、颏部、眉间部等),是玫瑰痤疮患者最重要的也是最常见的临床表现之一,亦是很多年轻玫瑰痤疮患者的首发症状。玫瑰痤疮患者阵发性潮红多在各种诱发因素,包括温度变化、辛辣刺激性食物、情绪、紫外线、酒精、运动等的刺激之下出现,这一现象的主要病理生理学基础是上述刺激所致的面部神经血管功能异常。在玫瑰痤疮的自然病程中,随着时间的推移,患者出现阵发性潮红的频率及次数逐渐增多,最终可能会出现持续性红斑或毛细血管扩张。当然,也有部分玫瑰痤疮患者并不出现明显的阵发性潮红。笔者团队研究发现,皮损主要位于鼻部或口周的患者,不容易感知阵发性潮红的发生,首发表现即为持续性红斑。此外,阵发性潮红在浅肤色患者中易于被捕捉到,而在肤色较深的患者中这一体征可能并不明显,后者的诊断更多的则是依赖于患者的主观感受,如伴随阵发性潮红出现的面部温度升高或灼热等自觉症状。

目前,学术界对于阵发性潮红的定义尚不十分明确,对于其认识也存在一定的争议。首先,部分学者认为阵发性潮红并非玫瑰痤疮特异性的临床表现,具有这一症状疾病有很多,如嗜铬细胞瘤或女性更年期综合征等均可出现面部阵发性潮红。其次,关于阵发性潮红的持续时间,部分学者认为阵发性潮红多持续在数秒到数分钟之内。然而,也有学者认为阵发性潮红的持续时间短则10分钟,长可达1小时。笔者认为,玫瑰痤疮患者的阵发性潮红是在一定的诱因刺激下出现的,其持续的时间与刺激存在的时间相关,在去除诱因后可完全消退。此外,玫瑰痤疮阵发性潮红的判断需结合详细的病史及体格检查,排除其他疾病(嗜铬细胞瘤、更年期综合征等)的影响。

(二)持续性红斑

持续性红斑也是玫瑰痤疮最重要的临床表现之一,同样好发于上述面中部隆突部位,又称固定性红斑。玫瑰痤疮的持续性红斑多呈现对称分布,且双侧严重程度基本相当(图5-2)。

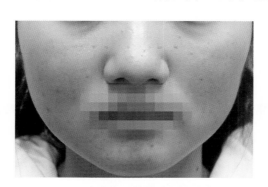

图 5-2 玫瑰痤疮的持续性红斑表现

与上述阵发性潮红相似，持续性红斑亦常见于 Fitzpatrick Ⅰ~Ⅳ型肤色患者，而在 Fitzpatrick Ⅴ~Ⅵ型肤色（如黑色人种）人群中红斑并不明显。

关于持续性红斑的定义，部分学者认为面部红斑的持续时间超过 3 个月即可认定为持续性红斑。同时，玫瑰痤疮患者的持续性红斑可周期性加重，温度变化、日晒等是常见的加重的原因。如前文所述，多数玫瑰痤疮患者在出现持续性红斑前都有反复发作的阵发性潮红的历史。换而言之，多数玫瑰痤疮患者的持续性红斑是发生在阵发性潮红的基础之上的。笔者认为，玫瑰痤疮患者的阵发性潮红和持续性红斑是两个既相对独立又密切联系的概念，患者在上述特定诱发因素下出现面部红斑，倘若去除刺激因素后红斑能完全消退，面部皮肤恢复正常，则可认定为阵发性潮红；如若去除刺激因素后红斑不能完全消退（但可减轻），留有不同程度的面部红斑（可与患者耳后乳突部位的皮肤颜色作对比），则可视为持续性红斑。这一理念主要基于玫瑰痤疮的病理生理学基础：早期患者在特定因素刺激下面部血管发生功能性改变，出现一过性舒张，去除诱因后血管可完全恢复正常，故表现成阵发性性潮红；随着疾病的进展，反复的血管舒张 - 恢复次数不断增多，最终致使血管发生器质性改变，舒张后不可恢复完全正常形态，即表现为持续性红斑和 / 或毛细血管扩张。

（三）丘疹和脓疱

面中部隆突部位红色圆顶状丘疹，伴或不伴有脓疱，皮损常对称分布，形态相对一致，少数患者亦可出现结节、斑块等表现（图 5-3）。单纯玫瑰痤疮患者不出现粉刺，后者为痤疮所特有的临床表现。然而，面部粉刺的出现并不能排除玫瑰痤疮，因为玫瑰痤疮经常与痤疮合并出现。尽管玫瑰痤疮患者的丘疹脓疱与痤疮的丘疹脓疱具有一定的相似性，我们依然可以通过仔细的临床观察在形态上对两者加以鉴别。玫瑰痤疮患者的丘疹多为圆钝穹顶状丘疹（图 5-4A）；而痤疮患者的丘疹多由粉刺演化而来，伴有毛囊口扩张且毛囊口内多含有角质栓，故而呈尖顶样外观（图 5-4B）。此外，我们还可以通过丘疹脓疱的分布部位加以鉴别：玫瑰痤疮患者的丘疹脓疱多累及面部隆突部位，而痤疮患者丘疹脓疱的分布无此特点。

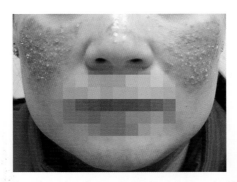

图 5-3　玫瑰痤疮的丘疹和脓疱表现：双侧面颊对称性丘疹、脓疱、斑块，伴脱屑

（四）毛细血管扩张

毛细血管扩张表现为肉眼可见的红血丝（图 5-5），同样好发于面中部隆突部位。毛细血管扩张常见于 Fitzpatrick Ⅰ~Ⅳ型肤色患者，在 Fitzpatrick Ⅴ~Ⅵ型肤色（如黑色人种）中不

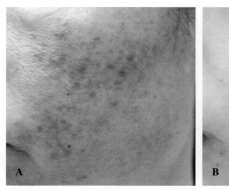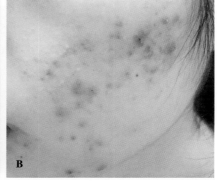

图 5-4 玫瑰痤疮和痤疮的丘疹对比

A. 圆钝穹顶状红色丘疹；B. 白头粉刺、丘疹中央角质栓。

明显。我们也可以通过皮肤镜、VISIA 等辅助检查协助观察和分析玫瑰痤疮毛细血管扩张的模式和特点。面部毛细血管扩张的诊断需要结合详细的病史，并重点询问外用药物或不规范化妆品使用史，排除外用糖皮质激素的影响。

（五）增生肥大

增生肥大好发于鼻部，亦可累及面部其他部位如颏部、面颊部及耳部等。男性多见，女性亦可累及，主要表现为皮肤厚度增加及纤维化，同时可出现皮脂腺增生，导致局部组织体积增大，最终出现鼻部（图 5-6A）甚至全面部增生肥大的表现（图 5-6B）。

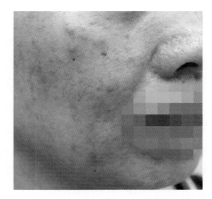

图 5-5 玫瑰痤疮的毛细血管扩张表现

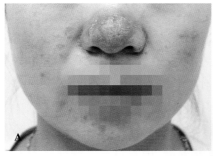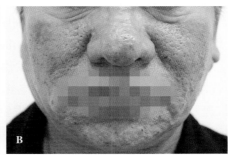

图 5-6 玫瑰痤疮的增生肥大表现

A. 鼻部增生肥大（女性）；B. 全面部增生肥大（男性）。

（六）水肿

水肿可继发于或伴发于持续性红斑或阵发性潮红，表现为凹陷性或非凹陷性水肿，按病程亦可分为急性、慢性复发性或慢性持续性水肿（图 5-7）。

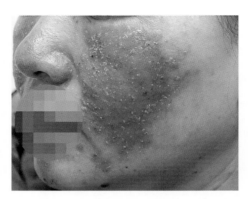

图 5-7　玫瑰痤疮的水肿表现：轻度水肿、斑块、脓疱及脱屑

除上述表现外，玫瑰痤疮患者常常伴有面部敏感症状，主要包括干燥、灼热、刺痛及瘙痒等。其中，干燥感主要是由于皮肤屏障破坏，导致皮肤锁水能力下降，从而出现面部皮肤干燥的主观感受及粗糙、脱屑等客观体征。灼热感多伴发于持续性红斑或阵发性潮红发作时，与玫瑰痤疮的血管扩张及舒缩功能障碍相关。刺痛感和瘙痒感在玫瑰痤疮患者中程度较轻，其出现的主要原因可能是由于皮肤屏障破坏和神经炎症。

需要特别指出的是，在实际临床工作中，很多临床医师往往仅重视体征而忽略了患者的主观症状。实际上，对部分患者而言，主观症状造成的困扰比体征更为严重，干燥、灼热、刺痛或瘙痒等症状可以严重影响患者的睡眠及生活质量，成为促使其就诊的主要原因，也是影响患者支付意愿的主要因素（详见第二章）。因此，在诊疗过程中，临床医师需要更多关注患者的主观症状，及时给予患者安慰、鼓励及其他必要的干预措施，提高患者生活质量。

二、玫瑰痤疮的分型

根据玫瑰痤疮多种多样的临床表现，美国国家玫瑰痤疮协会专家委员会（NRSEC）最初于 2002 年将玫瑰痤疮分为以下四种主要的临床亚型。

（一）红斑毛细血管扩张型玫瑰痤疮（erythematotelangiectatic rosacea，ETR）

该型主要表现为面中部隆突部位的阵发性潮红及持续性红斑，伴或不伴毛细血管扩张（图 5-8）。若伴有毛细血管扩张，则需与光老化引起的毛细血管扩张进行鉴别，后者亦可表现为面部红斑及毛细血管扩张，但其红斑多发生于侧面部，且无明显的阵发性潮红史。此外，该型玫瑰痤疮患者还可能出现面中部肿胀、脱屑等客观体征及干燥、刺痛、灼热等主观症状。笔者团队研究发现，该型玫瑰痤疮好发于干性皮肤人群，患者自觉干燥症状明显，皮肤屏障受损程度也较其他亚型更为严重。

（二）丘疹脓疱型玫瑰痤疮（papulopustular rosacea，PPR）

该型的主要特点是面中部隆突部位的丘疹及脓疱（图 5-9），少数情况下，丘疹脓疱也可以累及眼周部。玫瑰痤疮患者的丘疹及脓疱多发生在面中部持续性红斑的基础之上，或者说 PPR 主要由 ETR 进展而来。相反，部分 PPR 患者经过治疗后仍可留有面部阵发性潮红或持续性红斑，即转变成为 ETR。也就是说，部分患者可发生 ETR 和 PPR 两种亚型的转换。

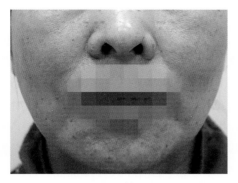

图 5-8　红斑毛细血管扩张型玫瑰痤疮

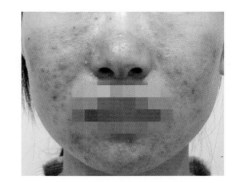

图 5-9　丘疹脓疱型玫瑰痤疮

此外,丘疹脓疱型玫瑰痤疮也可出现刺痛、灼热等主观症状。

(三)增生肥大型玫瑰痤疮(phymatous rosacea,PhR)

表现为皮肤局部增生所致表面凹凸不平的肥大外观,主要见于男性患者(图 5-10),亦可累及女性。此型最常累及鼻部,少数情况下可以见于颏部、前额中部、面颊部及耳部等,甚至出现全面部增生肥大。增生区域可同时出现毛囊口扩张及毛细血管扩张,亦可出现持续性红斑、丘疹脓疱等表现。因此,部分学者提出,增生肥大型玫瑰痤疮继发于 ETR 或 PPR,或者由上述两型进展而来,将其视为"终末期玫瑰痤疮"。然而,也有部分学者认为,增生肥大型玫瑰痤疮与 ETR、PPR 的相互转换并不常见,无证据表明自然病程下 ETR 或 PPR 一定会进展为 PhR。笔者团队认为,PhR 与 ETR 或 PPR 的转化与发病部位具有一定的关系,皮损位于鼻部的 ETR 或 PPR 患者,随着疾病的进展可出现鼻部增生肥大,即转化为 PhR,而皮损位于面颊部的 ETR 或 PPR 患者,随着疾病的发展并不易出现增生肥大的表现。

(四)眼型玫瑰痤疮(ocular rosacea)

单独的眼型玫瑰痤疮不易被诊断,其往往在合并皮肤表现时才被诊断(图 5-11)。然而,皮肤表现并不是诊断眼型玫瑰痤疮的先决条件。研究指出,20% 的眼型玫瑰痤疮患者在出现皮肤表现之前就已出现眼部症状。此型的病变多累及眼睑的睫毛毛囊及眼睑的相关腺体,包括睑板腺、皮脂腺和汗腺,常导致睑缘毛细血管扩张、睑缘炎、角膜炎、结膜炎和角膜巩膜炎,临床表现为眼睛异物感、光敏感、视物模糊、灼热、刺痛、干燥或瘙痒等自觉症状。

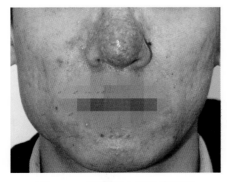

图 5-10　增生肥大型玫瑰痤疮

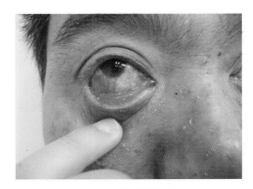

图 5-11　眼型玫瑰痤疮

（五）变异型或罕见型

除了上述主要分型外，部分学者根据自己的临床经验，总结并提出了一些变异型或罕见类型的玫瑰痤疮，包括狼疮样或肉芽肿型玫瑰痤疮（granulomatous rosacea）、聚合性玫瑰痤疮、暴发性玫瑰痤疮、持续水肿性玫瑰痤疮、卤素性玫瑰痤疮及革兰氏阴性玫瑰痤疮等。

1. 狼疮样或肉芽肿型玫瑰痤疮 主要表现为黄色、红色坚实的丘疹或结节，皮损大小0.2~0.3cm，主要累及面颊部及口周部，部分病例亦可出现上、下眼睑受累（图5-12）。上述丘疹可逐渐发展成狼疮样或肉芽肿样斑块，最终可以导致瘢痕形成。该变异型玫瑰痤疮病程呈慢性，可以不伴有玫瑰痤疮的其他临床表现，对常规玫瑰痤疮治疗具有抵抗性。诊断肉芽肿型玫瑰痤疮的最重要依据是组织病理学检查，其主要的病理学表现为真皮内毛囊或血管周围上皮样肉芽肿的形成，但炎症浸润较轻。

2. 聚合性玫瑰痤疮 该亚型好发于女性，病程缓慢且不断进展。其临床表现与聚合性痤疮类似，表现为出血性结节、脓肿及硬化性斑块等（图5-13）。该亚型与聚合性痤疮的鉴别要点主要为前者多发生在原有玫瑰痤疮基础上，且皮损往往局限于面部；而后者无玫瑰痤疮病史，且皮损可以累及背部、胸部、肩部及上肢等部位。

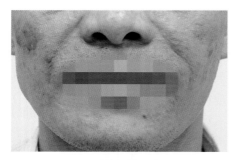

图5-12 肉芽肿型玫瑰痤疮

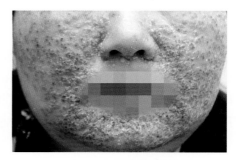

图5-13 聚合性玫瑰痤疮

3. 暴发性玫瑰痤疮 该型玫瑰痤疮仅累及女性，与暴发性痤疮类似，表现为面部急骤突发聚合性及结节性皮损，主要好发部位为颏部、面颊部和前额部。绝大多数患者的特征性表现为巨大的融合的结节及窦道形成。其他临床表现还包括面部弥漫性红斑、皮脂溢出、聚合性脓疱甚至脓肿等。回溯病史，患者发病前多无明确玫瑰痤疮病史，但自觉面部油腻，部分患者可有阵发性潮红病史。在上述皮损暴发之后，患者可相继出现其他玫瑰痤疮症状及体征。该型玫瑰痤疮出现的原因并不清楚，部分患者发病前有严重的情绪创伤（如离婚、丧偶）或压力事件。暴发性玫瑰痤疮预后良好，治愈后不易复发。

4. 持续水肿性玫瑰痤疮 该型的主要临床特点为前额、颏部、鼻部或面颊部坚实的非凹陷性水肿，患者可同时出现面部紧绷感或瘙痒感等主观症状。持续水肿性玫瑰痤疮病程呈慢性，可突然加重，亦可间断性缓解。该疾病不易与 Morbihan 病或玫瑰痤疮样淋巴水肿相鉴别。

5. 卤素性玫瑰痤疮 与碘或溴等卤族元素的摄入或暴露相关，由此导致出现玫瑰痤疮样改变或加重原有玫瑰痤疮。其临床表现与上述聚合性玫瑰痤疮相似，表现为红斑、脓疱、水疱、大疱、渗出性斑块、溃疡乃至坏死或以上表现同时出现。常见的卤族元素来源包括苏打饮料、海鲜、医源性造影剂、部分防腐剂或染发烫发剂等,致病所需卤素摄入或暴露量不尽相同。患者皮损多在去除卤素暴露4~6周后好转,可遗留炎症后色素沉着或瘢痕。

6. 革兰氏阴性玫瑰痤疮　顾名思义,与革兰氏阴性菌感染相关。其临床表现类似丘疹脓疱型或增生肥大型玫瑰痤疮,较为特异的表现为大量密集的黄色小脓疱或位置较深的结节,其诊断主要依靠于脓疱内容物的培养,若检出革兰氏阴性微生物则具有诊断意义。该型玫瑰痤疮类似于革兰氏阴性毛囊炎,两者具有共同的微生物感染基础,主要包括克雷伯菌、变形杆菌、大肠埃希菌、假单胞菌和不动杆菌等。

需要注意的是,上述变异型或罕见类型玫瑰痤疮多于20世纪提出,年代较为久远,部分类型自提出之始就引起诸多质疑。学术界对于上述变异或罕见型玫瑰痤疮的认定也一直存在争议。比如,2002年NRSEC制定的第一版玫瑰痤疮共识仅将肉芽肿型玫瑰痤疮纳入其中,将其认定为变异型玫瑰痤疮,而并未提及聚合性玫瑰痤疮、卤素性玫瑰痤疮、持续水肿性玫瑰痤疮及革兰氏阴性玫瑰痤疮等概念。相反,该版共识认为,将暴发性玫瑰痤疮归为面部脓皮病更为合适,并将其纳入玫瑰痤疮的鉴别诊断,而非玫瑰痤疮的特殊类型。而2017年NRSEC制定的新版共识则进一步将"肉芽肿型玫瑰痤疮"这一概念剔除。笔者认为,玫瑰痤疮临床表现多种多样,各种各样的变异型或罕见类型在一定程度上容易混淆其核心临床特点,不建议初学或经验不足的临床医师过度解读。另一方面,在掌握玫瑰痤疮核心临床特点的前提下,广泛涉猎各式各样的变异型或罕见类型玫瑰痤疮,可以帮助我们更加全面及深入的理解玫瑰痤疮这一疾病,为玫瑰痤疮的进一步研究提供基础。

与此同时,随着人们对玫瑰痤疮认识的不断加深,大家逐渐发现传统的分型方法(即ETR、PPR、PhR和眼型玫瑰痤疮)并不准确,既不能准确反映玫瑰痤疮的临床特点,也不利于疾病严重程度的评估,同时对于玫瑰痤疮的治疗或预后的判断亦无明显指导意义。同一患者可同时表现为不同的临床亚型,而不同的临床亚型(尤其是ETR及PPR)之间也可以相互转化。也正是由于传统分型的这些缺陷,此后国际和国内的研究者对于传统的玫瑰痤疮的分型方法及概念提出了诸多的修改意见及建议。

2016年,来自全球各地的18位皮肤病学专家及3位眼科学专家组成全球玫瑰痤疮共识小组(ROSCO),ROSCO小组通过德尔菲法(专家咨询法)对玫瑰痤疮的诊断、分型及评估提出了新的意见。

ROSCO重新评估了玫瑰痤疮的主要及次要临床表现,对传统的玫瑰痤疮分型概念进行了调整和修正,淡化了上述亚型的概念,转而重点强调根据玫瑰痤疮的表型(phenotype)进行诊断和治疗。共识小组认为玫瑰痤疮具有诊断意义的临床特点为:①面中部的、特征性的、可能会周期性加重的持续性红斑;②增生肥大。此外,由于玫瑰痤疮临床表现多种多样,小组建议根据不同的表型采用不同的评价方法来衡量其严重程度。同时,小组还强调在关注玫瑰痤疮患者临床表现的同时,还需注意疾病对患者造成的心理影响及疾病的心理负担。

基于这次全球玫瑰痤疮共识小组会议,NRSEC于次年底(2017年)更新了玫瑰痤疮的分型标准。其主要结论与ROSCO一致,即淡化传统分型方法,强调按不同表型进行疾病评估。此外,NRSEC 还将"肉芽肿型玫瑰痤疮"这一变异型剔除,其可能原因是部分学者认为将该亚型诊断为"肉芽肿性面部皮炎"更为合适,该亚型的病理学表现与经典的玫瑰痤疮病理学表现亦不相同。同时,NRSEC 还系统性地总结了衡量不同症状或体征严重程度的方法,并归纳了评估患者心理状况及疾病心理负担的不同量表。NRSEC 特别指出,临床医师在与玫瑰痤疮患者的交流及治疗中,需要特别留意患者的心理状况,及时给予患者安慰、鼓励及其他必要的心理干预,必要时可推荐患者进行心理治疗。这些措施不仅可以帮助患者更好地与疾病相处,进一步提高治疗依从性及治疗效果,同时也能提高患者生活质量甚至减少疾病复发,改善疾病的预后及转归。

三、严重程度评分

由于玫瑰痤疮临床表现多种多样,不同症状或体征的评价方法及评价主体不尽相同,各种症状或体征在疾病总严重程度中所占的权重亦不相同。因此,目前尚无全面衡量玫瑰痤疮的严重程度的总体标准。玫瑰痤疮各种表型严重程度的方法或量表具体如下。

(一)阵发性潮红量表

主要包括潮红评估方法(flushing assessment tool,FAST)和整体潮红严重程度评分(global flushing severity score,GFSS,表 5-1)。

表 5-1 整体潮红严重程度评分(GFSS)

回答下列问题前,请您仔细回忆您过去 24 小时内所经历的阵发性潮红症状(包括皮肤发红,发烫,刺痛感或瘙痒感)

1. 请问过去 24 小时内,您经历过几种阵发性潮红症状(包括皮肤发红,发烫,刺痛感或瘙痒感)?【选项:0,1,2 或多于 2 种】

2. 整体而言,在过去 24 小时内,您给您所经历的阵发性潮红症状(包括皮肤发红,发烫,刺痛感或瘙痒感)打多少分?【0~10】

3. 在过去 24 小时内,您所经历的时间最长的阵发性潮红症状(包括皮肤发红,发烫,刺痛感或瘙痒感)持续了多长时间?【选项:无,小于 5 分钟,5 分钟递增至 2 小时,大于 2 小时,不知道】

4. 整体而言,在过去 24 小时内,您觉得阵发性潮红症状对您的困扰程度评分是多少?【0~10】

5. 下列问题分别评估阵发性潮红的各个不同的症状,包括皮肤发红、皮肤发烫、刺痛感和瘙痒感。

6. 在过去 24 小时内,您对阵发性潮红相关的皮肤发红的评分是多少?【0~10】

7. 在过去 24 小时内,您对阵发性潮红相关的皮肤发烫的评分是多少?【0~10】

8. 在过去 24 小时内,您对阵发性潮红相关的皮肤刺痛感的评分是多少?【0~10】

9. 在过去 24 小时内,您对阵发性潮红相关的皮肤瘙痒感的评分是多少?【0~10】

下列问题与您昨晚的睡眠情况(入睡或睡着)相关

10. 昨晚,阵发性潮红症状是否导致您睡眠困难?【是(回答下一题),否(问卷结束)】

11. 阵发性潮红症状致使昨晚您睡眠困难对您的困扰程度的评分是多少?【0~10】

(二)持续性红斑量表

主要包括临床医师红斑评估(clinician erythema assessment,CEA,表 5-2)和患者自我评估(patient self-assessment,PSA,表 5-3)。

表 5-2　临床医师红斑评估（CEA）

赋分	描述
0= 无	干净光亮的皮肤，无红斑
1= 几乎没有	几乎没有，极其轻微的红色
2= 轻度	轻度红斑，明确的红色
3= 中度	中度红斑，显著的红色
4= 重度	重度红斑，炽热的红色

表 5-3　患者自我评估（PSA）

赋分	描述
0	无红斑
1	极其轻微红斑
2	轻度红斑
3	中度红斑
4	重度红斑

（三）丘疹脓疱量表

主要包括丘疹脓疱数量的统计及研究者总体评估（investigator global assessments，IGA，表 5-4）。

表 5-4　研究者总体评估（IGA）

程度	赋分	描述
无	0	无眼炎性丘疹或脓疱
几乎没有	1	1~2 个炎性丘疹或脓疱
轻度	2	3~11 个炎性丘疹或脓疱
中度	3	12~19 个炎性丘疹或脓疱且没有结节
重度	4	≥20 炎性丘疹或脓疱，或 2 个以内的结节

然而，对于玫瑰痤疮的严重程度评估，目前学术界并没有一个公认的方法，由于玫瑰痤疮临床表现特别是阵发性潮红的短时效性，很难进行统一的标准化评估，这也成为玫瑰痤疮严重程度及疗效评价的难点，目前多数临床研究均分别以持续性红斑和丘疹脓疱作为主要客观指标单独进行评价，我们希望更多的研究者提出不同的严重程度评价方法，用以协助玫瑰痤疮精准诊断及治疗。

第二节　玫瑰痤疮的影像学特点

现阶段,玫瑰痤疮的诊断和治疗评估依然主要依赖于它的临床特征。然而,不同的医生对于其临床特征的认识水平和经验参差不齐,加之临床上患者个体临床表现的异质性,使得其诊断和治疗评估难以标准化和量化。单纯的肉眼评估亦难以客观揭示玫瑰痤疮深在的疾病状态。

以面部红斑为主要临床表现的常见皮肤疾病除了玫瑰痤疮,还包括痤疮、脂溢性皮炎、面部湿疹/特应性皮炎、接触性皮炎、蠕形螨病、多形性日光疹、红斑狼疮、皮肌炎及某些肉芽肿性疾病等。虽然这些疾病都有各自相应鲜明的临床特点而不难进行辨别,但在疾病的早期或者经过各种医疗和非医疗(如美容)的干预后,它们各自特征性的临床表现往往会被掩盖而造成诊断及鉴别的困难。比如,痤疮患者口服异维A酸后可出现面颊部皮肤潮红、干燥及皮肤敏感,有时难以与玫瑰痤疮进行鉴别。此时,除了详细的病史询问及仔细的皮肤检查外,还需要一些辅助检查来协助诊断。近年来无创性检查技术,如皮肤镜、共聚焦显微镜、皮肤超声、光学相干断层扫描等的发展为面部皮肤疾病的诊断带来新的手段。这些辅助检查可以让我们从不同层面更加细致地观察到肉眼不能看到的皮损的微观特点,并且具有客观、有效、可靠、标准化、可操作性强等特点,同时无创、无刺激、操作简单、结果实时可见,故而被广泛用于面部皮肤疾病的诊断及治疗前后的疗效评估。

一、皮肤镜

皮肤镜(dermoscopy)又称为表皮透光显微镜,是指利用光学放大原理,借助偏振或浸润的方法,反映皮肤表皮、真皮乳头层颜色和结构特点的设备。浸润式方法类似油镜,需要在镜头和皮肤之间滴加油性或其他液体介质。皮肤镜配有10~20倍的放大镜头,以及偏振、非偏振光源,能够将肉眼看不到的表皮和真皮结构可视化。根据镜头是否接触皮肤,皮肤镜分为接触式与非接触式。浸润型皮肤镜都属于接触式,偏振光型皮肤镜既可以是接触式,也可是非接触式。为了增加非接触式偏振光型皮肤镜的摄影稳定性或避免镜头污染,有的非接触式偏振光型皮肤镜镜头前增加了筒状固定架,甚至在固定架前增加一次性膜片。对于这种改装的皮肤镜,原则上仍以镜头是否接触皮肤作为接触式与非接触式的分类标准。皮肤镜还可分为便携式和工作站式:前者小巧便于随身携带;后者连带电脑,其中预装大量应用软件。便携式皮肤镜是一种非侵入性手持式诊断设备,因方便轻巧便于携带的特点使其普及性较高,对于皮肤科医师而言有如内科医师的听诊器。皮肤镜能帮助皮肤科医师"透视"皮损,以获取更多临床信息。目前,皮肤镜在诊断皮肤肿瘤(尤其鉴别色素性与非色素性肿瘤)及毛发疾病中的价值有目共睹,同时也可以为炎症性疾病的诊断和鉴别诊断提供很好的帮助。同时,它也可以用于动态观察治疗前后皮疹变化,判断治疗效果,此外还能帮助选择最典型的活检部位。

玫瑰痤疮的主要临床特点为面中部皮肤阵发性潮红、持续性红斑、丘疹脓疱及毛细血管扩张。而在皮肤镜下,几乎所有确诊的玫瑰痤疮都可以发现特征性的线状血管,这些小血管横竖交叉排列成多角形网格状(图5-14,黑色框)。有学者通过评估血管的密度和直径,发现玫瑰痤疮患者中两者都有不同程度的增加。玫瑰痤疮患者毛囊口内蠕形螨的发现率也明显高于正常健康皮肤,这些螨虫尾部在皮肤镜下表现为毛囊内白色无定形结构的物质(图5-14,黑色箭头),此时若刮取组织则可以在显微镜下找到螨虫。丘疹脓疱型玫瑰痤疮在皮肤镜下

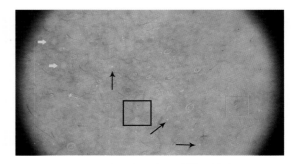

图 5-14　玫瑰痤疮在皮肤镜下的表现
线状多角形血管网(黑色框),螨虫尾(黑色箭头),毛囊周围淡黄色油滴状晕(蓝色箭头),小脓疱(黄色箭头),毛囊周围红晕(绿色框)。

可见以毛囊为中心的脓疱(图5-14,黄色箭头),伴毛囊周围红晕。而肉芽肿型玫瑰痤疮在皮肤镜下则可表现为橘色无结构区域(组织学上对应于肉芽肿),此时需要注意辨别这些橘色无结构区域是局灶(多见)、多灶或是弥漫性分布,多灶性或者弥漫性的分布往往提示结节病。少数情况下,肉芽肿型玫瑰痤疮可以见到线状或者发夹状的血管呈放射状或玫瑰花状排列(即玫瑰花结征,rosette signs)。

以上种种皮肤镜表现,除多角形网格状血管外,其余均缺乏特异性,仅可作为支持玫瑰痤疮诊断的线索,仅线状红色或者紫色血管呈多角形网络排列是玫瑰痤疮特征性的诊断依据。

激素依赖性皮炎(图5-15A):皮肤镜下粗大不规则排列的树枝状血管是其显著的特征,虽然亦可在局部区域见到血管呈多角形排列(图5-15B),但血管直径明显较玫瑰痤疮粗大。此外,通常还可以见到油滴状黄色晕及白色的蠕形螨虫尾巴(图5-15A,黑色箭头)。

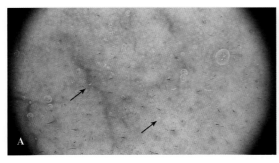
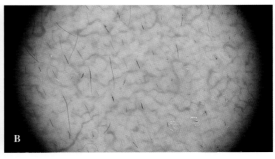

图 5-15　激素依赖性皮炎在皮肤镜下的表现
A. 粗大的树枝状血管;B. 粗大的树枝状血管排列成多角形。

脂溢性皮炎:皮肤镜下(图5-16)的血管表现为细小点状或不规则线性、分支状分布,通常伴有斑片状的黄色鳞屑,毛囊周围也可以见到淡黄色油滴状晕。

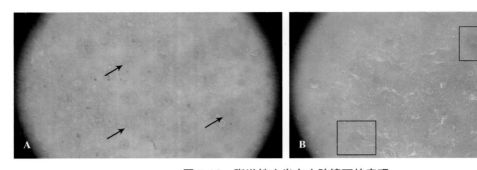

图 5-16 脂溢性皮炎在皮肤镜下的表现

A. 点状血管(黑色箭头),淡黄色油滴状晕(蓝色箭头);B. 斑片状鳞屑,橙黄色区域(黑色框)。

痤疮(图 5-17):血管分布以毛囊周围为主,点状或者细线状不规则排列,毛囊周围淡黄色油滴晕,毛囊口角化过度及以毛发为中心的粉刺、脓疱多见。

盘状红斑狼疮(图 5-18):最常见的皮肤镜下特征为毛囊角栓(蓝色箭头)、毛囊周围白色晕(黄色头)、白色鳞屑和树枝状排列的线状血管。疾病后期主要表现为白色无结构区、色素沉着、线状、树枝状或分布不规则的血管。红斑狼疮的面部蝶形红斑在皮肤镜下的表现则为红色或者三文鱼颜色的毛囊口围绕着白晕(反草莓征)。

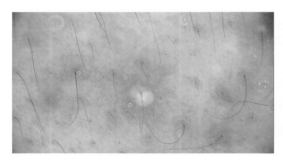

图 5-17 痤疮在皮肤镜下的表现

脓疱及周围红晕,线状血管通常围绕毛囊周围,毛囊周围淡黄色油滴状晕。

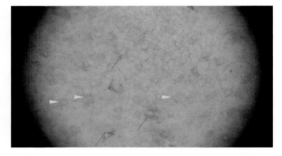

图 5-18 盘状红斑狼疮在皮肤镜下的表现

毛囊角栓(蓝色箭头),毛囊周围白色晕(黄色箭头),色素沉着及线状或树枝状的血管。

结节病及寻常狼疮等肉芽肿性疾病共同具有的皮肤镜下特点为橘黄色无结构区域以及呈树枝状排列的线状血管。而面部肉芽肿在皮肤镜下通常可以看到扩张的毛囊、毛囊周围白色晕、毛囊角质栓和树枝状血管。

总之,由于面部独特的解剖和组织结构特征,使得皮肤镜下鉴别面部皮损具有一定的挑战性。使用皮肤镜辅助诊断面部皮损,一定要结合临床病史进行综合分析,必要时进行病理检查以明确诊断。玫瑰痤疮最具特征性的皮肤镜改变为不论其何种亚型都会出现多角形的血管网。有研究显示,随着治疗后病情的改善,部分患者的多角形血管网数量明显减少。但也有研究发现使用溴莫尼定后,尽管面部红斑症状改善,但皮肤镜下依然可见持久存在的扩张的毛细血管。因此,需要更多的临床观察,追踪随着疾病的自然进展或是治疗干预后玫瑰痤疮皮肤镜下表现的改变,以验证其对于疗效评估的指导作用。

二、反射式共聚焦显微镜

反射式共聚焦显微镜（reflectance confocal microscopy，RCM）是目前临床应用较为广泛的另一种实时高分辨率的无创性检查项目。它是一种基于光学共聚焦原理的皮肤在体扫描装置，可在细胞水平上对皮肤进行无创、实时、动态成像，监测表皮、真皮乳头层乃至浅表网状层的实时动态影像学特点。其原理在于，不同类型的细胞大小不同，且细胞内外微结构具有不同的折射率，故在 RCM 下会呈现相应的对比度从而出现相应的影像学识别特点，其细胞层面的分辨率接近传统的组织病理。皮肤组织内微结构如黑色素、角质及细胞器等对光折射率（refractive index）的不同会呈现明暗程度不等的灰度图像，其中黑色素具有较高的折射率，是自然对照物。黑色素含量较高的基底层在 RCM 图像中呈明亮的结构，可以通过与皮损周围正常皮肤的对比来判断色素异常的部位和程度，因此色素性疾病是 RCM 的主要适应证之一。同时，由于 RCM 与皮肤病理具有高度的一致性且具有实时无创的独到优势，因此对于肿瘤性皮肤病具有辅助诊断的价值。此外，RCM 还被广泛应用于炎症性皮肤病如急性接触性皮炎、盘状红斑狼疮、斑块状银屑病等的诊断与鉴别诊断之中。

玫瑰痤疮患者的 RCM 检查可以见到表皮萎缩变平及程度不一的海绵水肿（图 5-19A），沿着毛囊皮脂腺单位向下的指状棘层增生及毛囊皮脂腺单位直径的增大。而玫瑰痤疮在临床上最具有特征性的表现如持续性红斑及阵发性潮红，在 RCM 下则相应的表现为大量扩张卷曲的血管（多为水平方向的血管扩张）。也有报道显示，部分玫瑰痤疮病例血流速度增快，而笔者的统计显示玫瑰痤疮患者与正常对照在 RCM 下血流速度无显著差异。此外，毛囊周围特征性的炎症细胞浸润（图 5-19B）也是玫瑰痤疮在 RCM 下的特点之一。而玫瑰痤疮在 RCM 镜下最具诊断价值的线索则是面部毛囊皮脂腺开口内定植的蠕形螨数量的增加（图 5-19C，图 5-20）。蠕形螨在 RCM 镜下表现为圆形或者细长锥形的灰色结构，外周绕着明亮的环（图 5-20B）。有研究显示，PPR 患者较 ETR 患者蠕形螨数量显著增加。类似的，治疗后的追踪观察显示，随着患者临床症状的改善，毛囊内蠕形螨的数量也随之减少。痤疮作为 PPR 最需要鉴别的疾病，其在 RCM 下主要表现为毛囊角栓或粉刺样开口（图 5-21）。

脂溢性皮炎在 RCM 下多有较为显著的海绵水肿，在真表皮交界处可以见到真皮乳头上移、围绕着毛囊皮脂腺附属器部位的角化过度及角化不全（图 5-22A）、真皮乳头水平方向扩张的血管（图 5-22B）和附属器周围炎症细胞的浸润（图 5-22C）。

湿疹在 RCM 镜下可以见到角化不全及分离的角质片，颗粒层、棘层严重的海绵水肿及多室性水疱（图 5-23），散在的炎症细胞移入表皮、真皮乳头上层的水疱形成，真皮乳头上层的血管扩张。

盘状红斑狼疮在 RCM 镜下表现为角化不全、毛囊角栓、界面改变、局灶性真表皮交界处及毛囊周围的炎症细胞浸润，其中包括不等量高折光率嗜黑色素细胞及低折光单一核细胞（图 5-24）。

总之，RCM 具有无创性、在表皮与真皮浅层结构上与皮肤病理的高度一致的特点，故而在玫瑰痤疮的诊断、鉴别诊断及疗效判断等方面具有一定的价值，尤其是可以追踪治疗前后

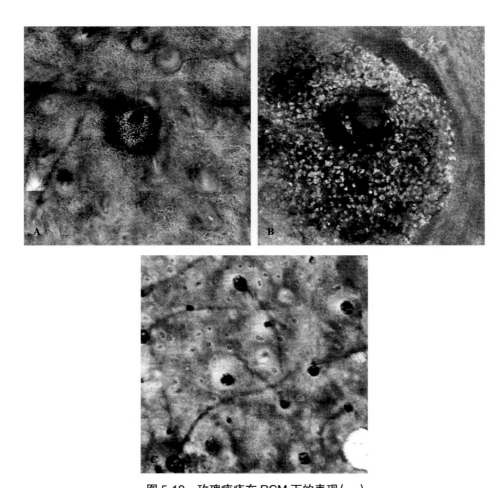

图 5-19 玫瑰痤疮在 RCM 下的表现（一）

A. 棘层灶性海绵水肿，毛囊漏斗部可见分叶核细胞聚集；B. 毛囊漏斗部可见分叶核细胞；C. 多个毛囊口见多条蠕形螨虫。

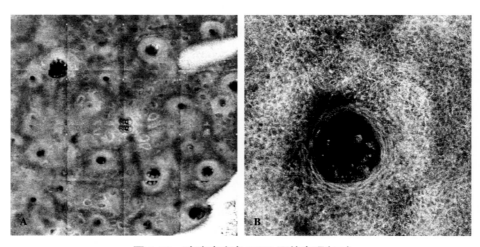

图 5-20 玫瑰痤疮在 RCM 下的表现（二）

A. 多个毛囊口见多条蠕形螨虫；B. 毛囊有多条蠕形螨虫。

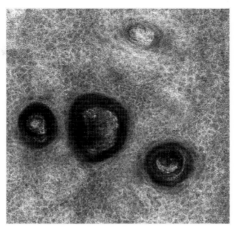

图 5-21　痤疮在 RCM 下的表现

毛囊角栓/粉刺样开口。

（由武汉市第一人民医院皮肤科陈柳青主任提供）

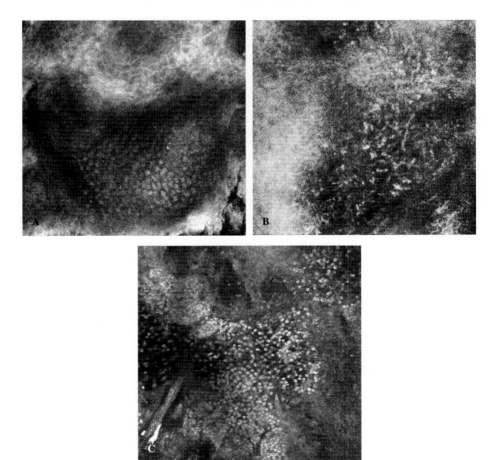

图 5-22　脂溢性皮炎在 RCM 下的表现

A. 角化不全及海绵水肿，真皮乳头上移；B. 真皮浅层血管扩张和炎症细胞浸润；C. 毛囊口的分叶核细胞。

（由武汉市第一人民医院皮肤科陈柳青主任提供）

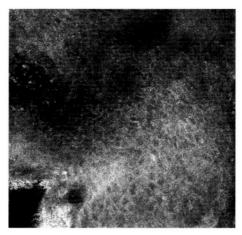

图 5-23　湿疹在 RCM 下的表现：棘层海绵水肿

（由武汉市第一人民医院皮肤科陈柳青主任提供）

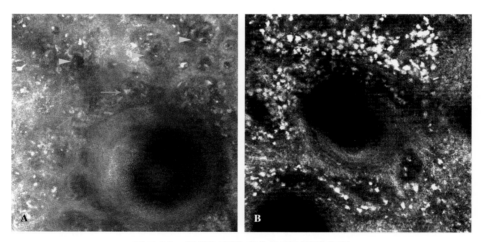

图 5-24　盘状红斑狼疮在 RCM 下的表现

A. 毛囊口扩张，真表皮交界处模糊不清（黄色箭头），毛囊周围嗜色素细胞浸润（蓝色箭头）；B. 附属器周围炎症细胞浸润和嗜色素细胞浸润。

（由武汉市第一人民医院皮肤科陈柳青主任提供）

蠕形螨数量的变化，使其在评估玫瑰痤疮疗效等方面值得期待。

三、计算机辅助成像系统

计算机辅助成像系统（computer aided imaging analysis）可以动态地评估玫瑰痤疮患者面部红斑的严重程度、治疗前后面部红斑的改善情况、光电治疗对肉眼可见或不可见的毛细血管扩张的治疗效果等，亦可从整体观察患者红斑的分布，具有操作简单、评估直观等特点。

四、超声检查

皮肤疾病的超声检查（ultrasound B-scan examination）探头包括 7.5~18MHz 的高频超声

探头,10~20MHz 的皮肤超声仪器探头及 50MHz 以上频率的超声探头。皮肤由表皮、真皮和皮下组织三部分组成,在超声下表现为上下两条较强回声细带,中间为较宽的中等回声带。第一层强回声细带是由于表皮层与耦合剂界面声阻抗差异所致;第二层真皮层的回声比第一层低,呈密集的中等叠状回声即短细状回声,与真皮内紧密排列的纤维组织有关;第三层皮下层的回声从无回声到低回声不一,略含分割脂肪小叶的纤维组织所形成的强回声条索。皮肤超声对于判断皮肤肿瘤的范围及厚度、指导皮肤活检部位及手术范围具有很好的辅助作用。通常,我们需要做纵横切面的扫查,以观察病变部位、形态、内部回声及与周围组织、脏器的关系,测量其范围及基底部距离皮肤表面的深度,观察其血流分布状况,测量血流速度、阻力指数,并对区域淋巴结进行扫查。也有越来越多的报道尝试将皮肤超声用于炎症性皮肤病的诊断中。皮肤高频超声(20HMz)在银屑病中可以评估皮损的角化过度、角化不全及棘层增生肥厚,并可以动态监测治疗后表皮的恢复程度,超声下血管及血流速度也可以反映疾病的进程。在特应性皮炎患者中,低回声带厚度与角化过度、角化不全、表皮增生、海绵水肿及炎症细胞浸润均有一定的相关性。同时,还有一些文献报道皮肤超声在硬斑病、结节性红斑、皮肌炎及结节病等疾病的应用。临床上,皮肤超声在玫瑰痤疮患者中的应用不多。有报道发现玫瑰痤疮超声检查显示表皮变薄、血流信号增强和血流速度增快,经过治疗后血流信号减慢。这些改变还需要后续大样本量的观察及积累更多的数据来加以证实。

五、光学相干断层扫描

光学相干断层扫描(optical coherence tomography,OCT)是一种光学信号获取与处理的方式。它可以对光学散射介质如生物组织等进行扫描,获得的三维图像分辨率可以达到微米级。OCT 利用光的干涉原理,通常采用近红外光进行拍照。由于选取的光线波长较长,可以穿过扫描介质到达一定深度。因此,OCT 穿过样品的深度可以超过共聚焦显微技术。

OCT 可以获得透明或者不透明物质的表面以及次表面的图像,图像的分辨率与小型显微镜相同。它是一种类似超声成像的光学技术,通过组织对光线的反射来提供截面图像。由于 OCT 采用了波长很短的光波作为探测手段,因此它可以达到很高的分辨率。OCT 的主要优点是可对活体组织成像,分辨率可达微米级,不需要制备样品,不需要离子辐射,因此在医学界非常具有吸引力。目前,OCT 已然是一种成熟的医学成像技术,被应用于获得视网膜和眼前段的高分辨率图像,并成为评估多发性硬化中的轴突完整性的手段。

皮肤科领域,OCT 技术在皮肤肿瘤的应用已经逐渐成熟,尤其是在非黑色素肿瘤中,OCT 可以用于评估肿瘤的深度和边界,以及观察肿瘤中微血管结构。此外还有动态 OCT,它可以更好地观察皮肤的微血管结构、深度、形状和密度。有学者观察玫瑰痤疮患者外用溴莫尼定治疗前后血管的变化,发现外用 0.33% 溴莫尼定凝胶 1 小时后约 19% 的患者血管全部消退,39% 的患者小血管消失而较大的血管管径缩小,有 35.5% 的患者虽然观察不到血管大小及形状的变化,但其中有部分患者血管数量减少。也有人将该技术用于玫瑰痤疮蠕形螨的检测及疗效监测,OCT 扫描下可以在玫瑰痤疮患者黑色的毛囊口内见到圆形、类圆形的圆点状蠕形螨。经过治疗后,螨虫数量明显减少,但是血管的直径没有明显变化。

六、其他技术

毛细血管镜(capillaroscopy)显示,ETR 患者面颊部有显著的多角形血管扩张,其平均血管直径更大,并有更多的新生血管,因此被用于辅助玫瑰痤疮的诊断。此外,由于表皮下浅层血管扩张,玫瑰痤疮患者皮损通常为红色背景。而玫瑰痤疮甲床的毛细血管较正常对照无改变。

红外摄影技术(infrared photography)也被尝试用于玫瑰痤疮辅助诊断和疗效评估,它具有无痛、廉价、快速等特点,但只能看到皮肤血管排列模式,而不能量化。

激光多普勒测速仪(laser Doppler velocimetry)可用于实时监测局部的血流变化,现有数据暂未发现玫瑰痤疮面部的血流速度较正常人的差异,但 Sibenge 等人发现玫瑰患者面部阵发性潮红发作时血流速度比对照组快,且重度玫瑰痤疮患者的血流速度高于轻度患者。此外,还有证据表明玫瑰痤疮患者经强脉冲光治疗后血流速度下降,与其临床症状的改善一致。

总之,随着无创检查技术应用的普及和临床使用经验的积累,越来越多的临床医师已经不再满足于肉眼的简单评估。皮肤镜、RCM 等技术已经较为广泛地用于一些大型医院。然而,目前的数据还远远不能满足临床需求,需要扩大样本量,收集更加详尽而客观的数据,仔细甄别不同疾病的细微特点。同时,观察到的这些图像特点不仅需要紧密结合临床分析,还需要结合皮肤病理。希望今后能够总结出一套行之有效的标准,逐步达成专家共识,从而更加精准地指导临床工作。

 第三节 玫瑰痤疮的组织病理学表现

玫瑰痤疮通常不需要进行组织病理检查,通常只有在需要排除其他临床上难以鉴别的疾病时才会开展。该病没有非常特异的组织病理改变,有经验的皮肤病理学专家需要通过结合数个组织病理特征进行综合分析并进行诊断。

玫瑰痤疮和痤疮都是发生于面部的常见疾病,共同的组织病理改变为化脓性毛囊漏斗部炎症,真皮层含有淋巴细胞、浆细胞及组织细胞(有时群集为肉芽肿样改变)的混合性炎症细胞浸润。两者之间的组织病理改变不同之处在于痤疮本质上是毛囊漏斗部炎症而不是毛囊周围炎,而玫瑰痤疮既有毛囊漏斗部炎症也有毛囊周围炎。肉芽肿性炎症在丘疹型玫瑰痤疮中常见,是充分发展成熟的玫瑰痤疮的主要特征表现,而在痤疮中肉芽肿是化脓性进程中的偶发现象。痤疮更加常见的表现为破裂的毛囊漏斗伴有大的脓肿,而玫瑰痤疮通常没有大的脓肿,少数可以见到沿着毛囊漏斗连接处附近的小脓肿,浆细胞在玫瑰痤疮中常见,但在痤疮中不常见。

不同表型的玫瑰痤疮具有各自不同的组织病理特点,玫瑰痤疮常见的组织病理改变为不同程度的毛囊周围炎及毛囊炎、皮脂腺增生异常、数量不等的毛囊蠕形螨、真皮浅层淋巴管及血管扩张等。

红斑毛细血管扩张型的玫瑰痤疮主要组织病理改变为血管淋巴管扩张,且主要累及真皮浅层血管,血管周围可有轻度至中度淋巴细胞浸润,同时往往可以见到少量的浆细胞浸润,这是诊断玫瑰痤疮的一个重要线索。该型玫瑰痤疮的其他病理特点还包括轻度的真皮水肿、日光弹力纤维变性、轻度的毛囊周围炎等(图 5-25)。

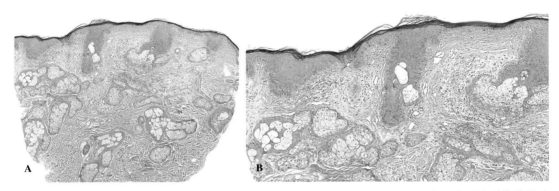

图 5-25 红斑毛细血管扩张型玫瑰痤疮的病理表现:表皮萎缩,缺乏表皮突,上皮脚沿着毛囊壁指状增生,皮脂腺增生,日光弹力纤维变性,真皮乳头血管淋巴管增生扩张,血管周围轻度至中度炎症细胞浸润,轻度毛囊周围炎

A. HE,×20;B. HE,×200。

丘疹脓疱型玫瑰痤疮则具有更加显著的真皮浅、中层血管周围及毛囊周围炎症细胞的浸润(图 5-26),尤其毛囊和皮脂腺附近的炎症反应最为明显。浸润的炎症细胞包括淋巴细胞、少量中性粒细胞及浆细胞(图 5-27)。炎症活跃期的脓疱病理表现为毛囊炎,而陈旧性的皮损通常可以见到毛囊周围肉芽肿的形成(图 5-28)。同时,组织病理还可以见到毛囊角质栓而不是粉刺(粉刺通常是寻常痤疮的特点)。此外,在 20%~50% 的病例中可以发现蠕形螨(图 5-29)。在破损的毛囊周围可以见到结核样肉芽肿形成,其中 11% 的结核样肉芽肿中央可以见到坏死,模拟干酪样坏死。

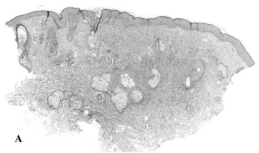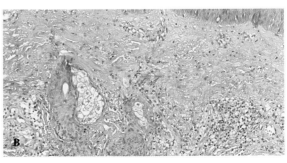

图 5-26 丘疹脓疱型玫瑰痤疮的病理表现:更加显著的血管周围和毛囊周围炎症细胞浸润,包括浅层和中层血管,浸润细胞包括淋巴细胞,中性粒细胞和浆细胞至中度炎症细胞浸润,轻度毛囊周围炎

A. HE,×20;B. HE,×200。

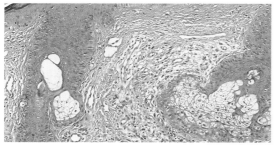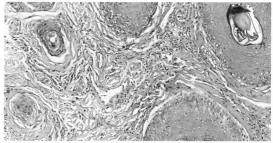

图 5-27　丘疹脓疱型玫瑰痤疮的病理表现：真皮浅层血管淋巴管增生扩张，血管周围和毛囊周围炎症细胞浸润，浸润细胞包括淋巴细胞，中性粒细胞和浆细胞（HE，×400）

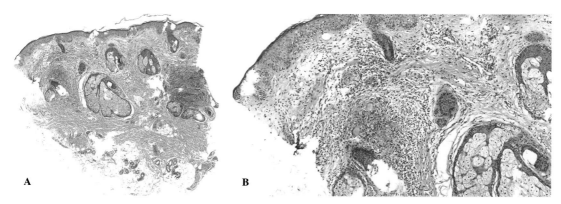

图 5-28　丘疹脓疱型玫瑰痤疮的病理表现（晚期）：上皮样组织细胞和多核巨细胞组成结核样肉芽肿，可见毛囊和毛囊周围中性粒细胞浸润和伴毛囊结构破坏的急性毛囊炎表现

A. HE，×20；B. HE，×200。

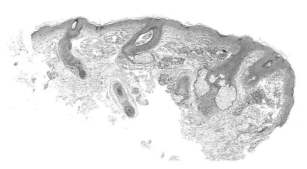

图 5-29　丘疹脓疱型玫瑰痤疮的病理表现：显著的日光弹力纤维变性，毛囊角质栓及角栓内蠕形螨虫；真皮浅层血管淋巴管增生扩张，血管及毛囊周围炎症细胞浸润（HE，×20）

大多数增生肥大型玫瑰痤疮病理表现为皮脂腺增生肥大及散在的毛囊角质栓，伴不同程度的纤维化（图 5-30）。少数病例可以见到弥漫的真皮纤维化伴大量黏液，此时皮脂腺结构缺乏，X Ⅲ a 因子阳性细胞在真皮的表达增多。此外，毛囊皮脂腺开口处常常可以看到蠕形螨。其他病理改变还包括日光弹力纤维变性、毛囊口扩张、局灶性毛囊炎及毛囊周围炎。有时也可表现为从表皮沿着毛囊皮脂腺单位向下的指状棘层增生，伴程度不等的淋巴细胞及浆细胞围绕浅表血管周围浸润。

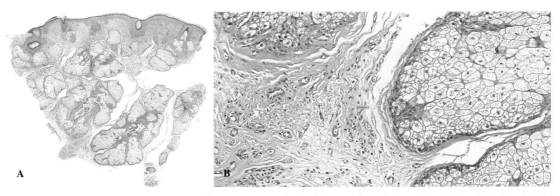

图 5-30　增生肥大型玫瑰痤疮的病理表现:皮脂腺肥大,纤维化,毛囊口扩张;血管周围和毛囊周围炎症细胞浸润,包括淋巴细胞、组织细胞和数目不等

A. HE,×20;B. HE,×400。

(赵志祥　施　为　李　吉)

🌹 参考文献

［1］WOLFF K. Fitzpatrick's Dermatology In General Medicine［M］. 7th ed. New York:McGraw-Hill Education,2007.

［2］汪犇,李吉,杨赛,等 . 1 090 例玫瑰痤疮患者临床特征分析及玫瑰痤疮新诊断标准探讨［J］. 中华皮肤科杂志,2017,50(3):162-166.

［3］GALLO R L,GRANSTEIN R D,KANG S,et al. Standard classification and pathophysiology of rosacea:The 2017 update by the National Rosacea Society Expert Committee［J］. J Am Acad Dermatol,2018,78(1):148-155.

［4］WANG Y A,JAMES W D. Update on rosacea classification and its controversies［J］. Cutis,2019,104(1):70-73.

［5］ONALAJA A A,LESTER J C,TAYLOR S C. Establishing the diagnosis of rosacea in skin of color patients［J］. Cutis,2019,104(1):38-41.

［6］WILKIN J,DAHL M,DETMAR M,et al. Standard classification of rosacea:Report of the National Rosacea Society Expert Committee on the Classification and Staging of Rosacea［J］. J Am Acad Dermatol,2002,46(4):584-587.

［7］TAN J,BLUME-PEYTAVI U,ORTONNE J P,et al. An observational cross-sectional survey of rosacea:clinical associations and progression between subtypes［J］. Br J Dermatol,2013,169(3):555-562.

［8］JANSEN T,PLEWIG G. Rosacea:classification and treatment. J R Soc Med,1997,90(3):144-150.

［9］JEAN BOLOGNIA JULIE SCHAFFER LORENZO CERRONI. Dermatology［M］. 4th ed. Elsevier. 2018.

［10］TAN J,ALMEIDA L M,BEWLEY A,et al. Updating the diagnosis,classification and assessment of rosacea:recommendations from the global ROSacea COnsensus (ROSCO) panel［J］. Br J Dermatol,2017,176(2):

431-438.

[11] KAWATA A K,REVICKI D A,THAKKAR R,et al. Flushing Assessment Tool(FAST):psychometric properties of a new measure assessing flushing symptoms and clinical impact of niacin therapy[J]. Clin Drug Investig,2009,29(4):215-229.

[12] NORQUIST J M,WATSON D J,YU Q,et al. Validation of a questionnaire to assess niacin-induced cutaneous flushing[J]. Curr Med Res Opin,2007,23(7):1549-1560.

[13] TAN J,LIU H,LEYDEN J J,et al. Reliability of Clinician Erythema Assessment grading scale[J]. J Am Acad Dermatol,2014,71(4):760-763.

[14] PIETSCHKE K,SCHALLER M. Long-term management of distinct facial flushing and persistent erythema of rosacea by treatment with carvedilol[J]. J Dermatolog,Treat,2018,29(3):310-313.

[15] MROWIETZ U,KEDEM T H,KEYNAN R,et al. A Phase II,Randomized,Double-Blind Clinical Study Evaluating the Safety,Tolerability,and Efficacy of a Topical Minocycline Foam,FMX103,for the Treatment of Facial Papulopustular Rosacea[J]. Am J Clin Dermatol,2018,19(3):427-436.

[16] HOPKINSON D,MORADI TUCHAYI S,ALINIA H,et al. Assessment of rosacea severity:A review of evaluation methods used in clinical trials[J]. J Am Acad Dermatol,2015,73(1):138-143.

[17] SRIVASTAVA R,MANFREDINI M. Noninvasive imaging tools in dermatology[J]. Cutis,2019,104(2):108-113.

[18] LOGGER J G M,DE VRIES F M C,VAN ERP P E J,et al. Noninvasive objective skin measurement methods for rosacea assessment:a systematic review[J]. Br J Dermatol,2019,182(1):55-66.

[19] LALLAS A,ARGENZIANO G,APALLA Z,et al. Dermoscopic patterns of common facial inflammatory skin diseases[J]. J Eur Acad Dermatol Venereol,2014,28(5):609-614.

[20] LALLAS A,ARGENZIANO G,LONGO C,et al. Polygonal vessels of rosacea are highlighted by dermoscopy[J]. Int J Dermatol,2014,53(5):e325-327.

[21] TATU A L,IONESCU M A. Demodex folliculorum associated Bacillus pumilus in lesional areas in rosacea[J]. Indian J Dermatol Venereol Leprol,2017,83(5):610-611.

[22] ERRICHETTI E,STINCO G. Dermatoscopy of Granulomatous Disorders[J]. Dermatol Clin,2018,36(4):369-375.

[23] SGOUROS D,APALLA Z,IOANNIDES D,et al. Dermoscopy of Common Inflammatory Disorders[J]. Dermatol Clin,2018,36(4):359-368.

[24] SANA Y,MORIKI M,HANAI S,et al. Transverse nasal crease with milia and comedones:Dermoscopic observation[J]. J Dermatol,2018,45(5):e126-127.

[25] ERRICHETTI E,LALLAS A,DE MARCHI G,et al. Dermoscopy in the differential diagnosis between malar rash of systemic lupus erythematosus and erythematotelangiectatic rosacea:an observational study[J]. Lupus,2019,28(13):1583-1588.

[26] KELATI A,MERNISSI FZ. Granulomatous rosacea:a case report[J]. J Med Case Rep,2017,11:230.

[27] MICALI G,DALL'OGLIO F,VERZI A E,et al. Treatment of erythemato-telangiectatic rosacea with

brimonidine alone or combined with vascular laser based on preliminary instrumental evaluation of the vascular component[J]. Lasers Med Sci,2018,33(6):1397-1400.

[28] FOWLER J J R,JACKSON M,MOORE A,et al. Efficacy and safety of once- daily topical brimonidine tartrate gel 0.5% for the treatment of mod- erate to severe facial erythema of rosacea:results of two randomized,double-blind,and vehicle-controlled pivotal studies[J]. J Drugs Dermatol,2013,12(6):650-656.

[29] MAAROUF M,COSTELLO C M,GONZALEZ S,et al. In Vivo Reflectance Confocal Microscopy:Emerging Role in Noninvasive Diagnosis and Monitoring of Eczematous Dermatoses[J]. Actas Dermosifiliogr,2019,110:626-636.

[30] SWINDELLS K,BURNETT N,RIUS-DIAZ F,et al. Reflectance confocal microscopy may differentiate acute allergic and irritant contact dermatitis in vivo[J]. J Am Acad Dermatol,2004,50(2):220-228.

[31] HOOGEDOORN L,PEPPELMAN M,VAN D E KERHOF PC,et al. The value of in vivo reflectance confocal microscopy in the diagnosis and monitoring of inflammatory and infectious skin diseases:a systematic review[J]. Br J Dermatol,2015,172(5):1222-1248.

[32] WELZEL J. Reflectance confocal microscopy:new micromorphological insights into inflammatory skin diseases[J]. Br J Dermatol,2016,175(2):239-240.

[33] LIANG H,RANDON M,MICHEE S,et al. In vivo confocal microscopy evaluation of ocular and cutaneous alterations in patients with rosacea[J]. Br J Ophthalmol,2017,101(3):268-274.

[34] FALAY G T,ERDEMIR A V,GUREL M S,et al. The investigation of the relationships of demodex density with inflammatory response and oxidative stress in rosacea[J]. Arch Dermatol Res,2018,310:759-767.

[35] WANG L. Evaluation of irritated-seborrheic keratosis by in vivo reflectance confocal microscopy[J]. Skin Res Technol,2013,19(3):358-360.

[36] AGOZZINO M,BERARDESCA E,DONADIO C,et al. Reflectance confocal microscopy features of seborrheic dermatitis for plaque psoriasis differentiation[J]. Dermatology,2014,229(3):215-221.

[37] LACARRUBBA F,VERZI A E,CALTABIANO R,et al. Discoid lupus erythematosus:Reflectance confocal microscopy features correlate with horizontal histopathological sections[J]. Skin Res Technol,2019,25(2):242-244.

[38] CHOI J W,KIM B R,LEE H S,et al. Characteristics of subjective recognition and computer- aided image analysis of facial erythematous skin diseases:a cornerstone of automated diagnosis[J]. Br J Dermatol,2014,171(2):252-258.

[39] WANG X,SHU X,LI Z,et al. Comparison of two kinds of skin imaging analysis software:VISIA(R)from Canfield and IPP(R)from Media Cybernetics[J]. Skin Res Technol,2018,24(3):379-385.

[40] RAJU B I,SWINDELLS K J,GONZALEZ S. Quantitative ultrasonic methods for characterization of skin lesions in vivo[J]. Ultrasound Med Biol,2003,29(6):825-838.

[41] POLANSKA A,DANCZAK -PAZDROWSKA A,JALOWSKA M,et al. Current applications of high-frequency ultrasonography in dermatology[J]. Postepy Dermatol Alergol,2017,34(6):535-542.

[42] POLANSKA A,DANCZAK -PAZDROWSKA A,SILNY W,et al. Comparison between high-frequency

ultrasonography（Dermascan C，version 3）and histopathology in atopic dermatitis［J］. Skin Res Technol，2013，19（4）：432-437.

［43］POLANSKA A，SILNY W，JENEROWICA D，et al. Monitoring of therapy in atopic dermatitis—observations with the use of high-frequency ultrasonography［J］. Skin Res Technol，2015，21（1）：35-40.

［44］OSMOLA-MANKOWSKA A，POLANSKA A，SILNY W，et al. Topical tacrolimus vs medium-dose ultraviolet A1 phototherapy in the treatment of atopic dermatitis - a preliminary study in relation to parameters of the epidermal barrier function and high-frequency ultrasonography［J］. Eur Rev Med Pharmacol Sci，2014，18（24）：3927-3934.

［45］CAMMAROTA T，PINTO F，MAGLIARO A. Current uses of diagnostic high-frequency US in dermatology［J］. Eur J Radiol，1998，27（Suppl 2）：S215-223.

［46］RODRIGUEZ -BANDERZ A I，FEITO-RODRIGUEZ M，MASEDA-PEDRERO R. Idiopathic Facial Aseptic Granuloma：Clinical and Ultrasound Findings in 3 Cases［J］. Actas Dermosifiliogr，2018，109（7）：e1-5.

［47］PEDRAZZANI M，BREUGNOT J，ROUAUD-TINGUELY P，et al. Comparison of line-field confocal optical coherence tomography images with histological sections：Validation of a new method for in vivo and non-invasive quantification of superficial dermis thickness［J］. Skin Res Technol，2019.

［48］JERJES W，HAMDOON Z，HOPPER C. Structural validation of facial skin using optical coherence tomography：A descriptive study［J］. Skin Res Technol，2019.

［49］THEMSTRUP L，CIARDO S，MANFREDI M，et al. In vivo，micro-morphological vascular changes induced by topical brimonidine studied by Dynamic optical coherence tomography［J］. J Eur Acad Dermatol Venereol，2016，30（6）：974-979.

［50］URBAN J，SIRIPUNVARAPON A H，MEEKINGS A，et al. Optical coherence tomography imaging of erythematotelangiectatic rosacea during treatment with brimonidine topical gel 0.33%：a potential method for treatment outcome assessment［J］. J Drugs Dermatol，2014，13（7）：821-826.

［51］EROGLU F C，KARALEZLI A. Is optical coherence tomography an effective device for evaluation of tear film meniscus in patients with acne rosacea？［J］. Eye（Lond），2016，30（4）：545-552.

［52］MANFREDINI M，GRECO M，FARNETANI F，et al. Acne：morphologic and vascular study of lesions and surrounding skin by means of optical coherence tomography［J］. J Eur Acad Dermatol Venereol，2017，31（9）：1541-1546.

［53］SIBENGE S，GAWKRODGER D J. Rosacea：a study of clinical patterns，blood flow，and the role of Demodex folliculorum［J］. J Am Acad Dermatol，1992，26（4）：590-593.

［54］MARK K A，SPARACIO R M，VOIGT A，et al. Objective and quantitative improvement of rosacea-associated erythema after intense pulsed light treatment［J］. Dermatol Surg，2003，29（6）：600-604.

［55］CRIBIER B. Rosacea under the microscope：characteristic histological findings［J］. J Eur Acad Dermatol Venereol，2013，27（11）：1336-1343.

［56］ARONI K，TSAGRONI E，LAZARIS A C，et al. Rosacea：a clinicopathological approach［J］. Dermatology，2004，209（3）：177-182.

［57］SANCHEZ J L,BERLINGERI-RAMOS A C,DUENO DV. Granulomatous rosacea［J］. Am J Dermatopathol,
2008,30（1）:6-9.

［58］CASAS C,PAUL C,LAHFA M,et al. Quantification of Demodex folliculorum by PCR in rosacea and its
relationship to skin innate immune activation［J］. Exp Dermatol,2012,21（12）:906-910.

［59］AMICHAI B,GRUNWALD M H,AVINOACH I,et al. Granulomatous rosacea associated with Demodex
folliculorum［J］. Int J Dermatol,1992,31（10）:718-719.

第六章

玫瑰痤疮的诊断标准及验证

玫瑰痤疮是一个常见的面部神经脉管系统功能紊乱为主引起的慢性炎症性皮肤病。该病自 17 世纪就被临床医师提出,疾病的概念和内涵一直在不断更新。随着对该皮肤病的逐渐深入认识和研究,诊断标准也在不断更新。虽然部分临床表现的意义和价值存在争议,但是不同类型的玫瑰痤疮患者都具有一些共同的临床特征,可以给研究者和临床医师提供一定的诊断依据。本章将对玫瑰痤疮的诊断和鉴别诊断进行详细的阐述。

 第一节　国际玫瑰痤疮诊断标准解读

一、国际玫瑰痤疮诊断的发展历史

玫瑰痤疮一直是一个有争议的疾病,虽然国际提出这一疾病的概念已经超过 200 年,但只是在近 20 年内才真正达到统一的国际诊断共识。据可查询的文献记载,1812 年一本英文教科书收录了一篇 "acne rosacea" 的文献,1946 年有医师在 *The Medical Press* 杂志上发表论文第一次提出 "玫瑰痤疮的诊断和治疗",但这均属于个人的经验分享,并没有形成统一的认识。在随后的半个世纪内,各种特殊表现的玫瑰痤疮病例报道和 "类固醇激素性玫瑰痤疮(steroid rosacea)" "眼型玫瑰痤疮(ocular rosacea)" 等概念的提出,不断充实和完善玫瑰痤疮的概念和意义,为后期提出诊断标准奠定了基础。

直到 2002 年,美国成立了国家玫瑰痤疮协会专家委员会(NRSEC)。NRSEC 于同年提出了国际首个玫瑰痤疮分型和分期标准,并在这一标准中提出了诊断的依据。2004 年,NRSEC 更新了玫瑰痤疮分级系统。近年来,加拿大、瑞士等国也分别提出了自己的玫瑰痤疮诊疗指南。随着对疾病认识的更新,2017 年,NRSEC 纳入部分其他国家的玫瑰痤疮专家,共同提出了目前国际最新且最被认可的诊断依据,即 2017 版玫瑰痤疮诊断标准。

二、国际玫瑰痤疮诊断标准

(一)2002 版玫瑰痤疮诊断标准介绍

本标准是国际上首次提出的、具有共识性的玫瑰痤疮诊断系统,这一标准系统对玫瑰痤疮的临床特征进行了总结,并提供了诊断依据。玫瑰痤疮通常影响面中部隆突部位皮肤(面颊部、鼻部、眉间部、颏部等),皮损具有面部中央对称分布的特点,同一患者可以出现多个不同的临床表现,而每种临床表现又可独立出现,因此 NRSEC 提出以下诊断依据(表 6-1)。

表 6-1　2002 版玫瑰痤疮诊断标准

主要特征:
　　阵发性潮红(短暂性红斑)
　　持续性红斑
　　丘疹和脓疱
　　毛细血管扩张
次要特征:
　　灼热或刺痛;斑块;干燥表现;水肿;眼部表现;面部外症状(其他部位);增生肥大表现

　　诊断依据:一个或一个以上的主要特征可以提示诊断玫瑰痤疮,同时可能包含其他次要特征。次要特征也可独立出现于部分玫瑰痤疮患者中。该诊断依据只能提示诊断,给临床医师以诊断线索,但不能以此标准来明确诊断。同时,标准中提出主要特征在诊断中的意义:阵发性潮红(blushing or flushing)是较为常见的表现;面部持续性红斑是玫瑰痤疮患者最常见的临床特征;圆顶状外观是玫瑰痤疮丘疹比较有特征的表现,伴或不伴有脓疱,需要与合并发生的痤疮相鉴别;毛细血管扩张也是常见的表现,但并非玫瑰痤疮诊断所必需的。此外,2002 版诊断标准还提出了玫瑰痤疮的分型,包括红斑毛细血管型玫瑰痤疮、丘疹脓疱型玫瑰痤疮、增生肥大型玫瑰痤疮、眼型玫瑰痤疮和变异型玫瑰痤疮(肉芽肿型玫瑰痤疮)。另外,在建立诊断时医师需要排除暴发性玫瑰痤疮(rosacea fulminans)、类固醇激素诱导的痤疮样皮疹(steroid-induced acneiform eruption)和口周皮炎(perioral dermatitis)。

(二)对 2002 版诊断标准的评价

　　此诊断标准首次对玫瑰痤疮提出了一个特定性的描述,并获得了专家们的共识,具有里程碑式的意义。但从诊断条目中我们可以看出,该标准只是一个玫瑰痤疮的诊断提示,而不能认为是严格意义上的诊断标准。此标准中的每一个症状特征在诊断中到底占据什么位置,并不明确。虽然有一个或一个以上的主要特征就能提示诊断,但这些主要特征在其他皮肤病中也可以表现出来,因此可能会导致大量误诊。

　　试想在临床实践中,有一位面部脂溢性湿疹或系统性红斑狼疮患者前来就诊,而该患者脂溢性湿疹的红斑皮损或者系统性红斑狼疮的面部皮肤表现就对称地发生于面中部隆突部位如面颊部、颏部或鼻部,那么依据 2002 版诊断标准即可以提示玫瑰痤疮的诊断;再者,鼻部遗留有瘢痕形成的痤疮或鼻部淋巴瘤患者,鼻部出现的增生肥大表现,也将符合增生肥大型玫瑰痤疮的诊断依据。由此可见,2002 版诊断标准的特异性不强,且该版诊断标准具有太多的不确定性,不利于临床操作,导致中国医师在繁重的门诊工作中无法简单、快速地应用。

（三）2017 版玫瑰痤疮诊断标准介绍

随着 NRSEC 专家规模的不断壮大，以及对于疾病认识的不断深入，NRSEC 于 2017 年对玫瑰痤疮的诊断标准进行了修订，制定了 2017 版国际诊断标准。新标准由 NRSEC 制定，并由全球 21 个玫瑰痤疮专家组成的小组进行审核，对于不同肤色人种的临床特征进行了更好地总结和整合，旨在为全世界皮肤科临床医师和研究人员提供更清晰、更有意义的症状参数，并提供更有意义的诊断指南。

与 2002 年的标准不同，2017 版诊断标准指出，尽管玫瑰痤疮的亚型被广泛使用，但一个玫瑰痤疮患者可以同时出现不同的亚型，并可出现一个亚型向另一个亚型的转换。因此，新标准将不再推荐使用玫瑰痤疮分型，而是基于玫瑰痤疮的"phenotype"即表型（指由遗传和 / 或环境影响产生的可观察特征）来进行诊断和分析病情。

根据该标准，具有以下表型之一即可诊断玫瑰痤疮：

1. 面中部特征性的、可能会周期性加重的持续性红斑 Ⅰ~Ⅳ型的 Fitzpatrick 肤色人群中，持续性红斑是最常见的症状，然而在Ⅴ型和Ⅵ型肤色人群中，这种红斑不容易被发觉，丘疹和脓疱往往是第一个被发现的可视表现。个人史、用药史和完整的体检有助于临床医师排除其他可能混淆的面部皮肤病，例如红斑狼疮或脂溢性湿疹。而阵发性潮红往往在Ⅰ~Ⅳ型的 Fitzpatrick 肤色人群中才容易表现出来。

2. 增生肥大改变 包括鼻部毛孔扩张、皮肤增厚、皮肤纤维化改变、腺状增生及球状增生等皮肤改变，鼻赘是最常见的表现形式，但是也可能出现面部其他部位的增生肥大。

除了诊断表型外，2017 版标准还提出了主要表型和次要表型（表 6-2），并根据眼科专家的意见细化了眼部症状。在没有诊断表型的情况下，有两个或两个以上的主要表型也可以提示玫瑰痤疮的诊断。

表 6-2 2017 版玫瑰痤疮诊断标准

诊断表型*	主要表型+	次要表型
1. 具有特征性的、可能周期性加重的持续性红斑 2. 增生肥大改变	1. 阵发性潮红 2. 丘疹和脓疱 3. 毛细血管扩张 4. 眼部症状 　睑缘毛细血管扩张 　睑缘炎 　角膜炎 　结膜炎、角膜巩膜炎	1. 灼热感 2. 刺痛感 3. 水肿 4. 干燥 5. 眼部症状 　睫毛根部袖套状分泌物附着 　睑缘不规则 　泪液蒸发功能障碍

注：*：一项及以上的诊断表型可诊断玫瑰痤疮。
+：两项或以上的主要表型可考虑玫瑰痤疮诊断。

2017 版诊断标准同时明确提出了基于表型的玫瑰痤疮严重程度判读标准。阵发性潮红可通过潮红问卷的填写来判断（FAST、GFSS 问卷），持续性红斑可通过临床医师红斑评估（CEA）和患者自我评估（PSA）来判读，丘疹、脓疱的判读标准为炎性皮损数目的统计（lesion counts）和研究者总体评估（IGA），而毛细血管扩张和增生肥大改变无公认的严重程度判读量表。同时还有特异于玫瑰痤疮生活质量（rosacea quality of life index，RosaQoL）测量的量表来整体评价疾病对于患者的影响。

因此，相对于 2002 版的标准，2017 版的国际诊断标准更加全面及实用，并完善了严重程度的判读标准。

（四）2017 版诊断标准的评价

从诊断条目和诊断方式来看，2017 版诊断标准在 2002 版的基础上，有较大的改良和更新，"表型"的提出使得疾病的严重程度评分和预后判断更加准确和便利，更有利于玫瑰痤疮临床实践工作的开展。仔细分析该版诊断条目，虽然其避免了 2002 版诊断标准的部分缺点，但依然可能存在一些不可忽视的问题。

事实上，具有诊断意义的两个诊断表型：面中部持续性红斑和增生肥大改变，依然存在 2002 版相同的缺点。根据"面中部持续性红斑"的诊断表型，有类似特征持续性红斑的脂溢性湿疹、面部湿疹/特应性皮炎等皮肤疾患及系统性红斑狼疮皮肤表现的患者，亦有可能被误诊为玫瑰痤疮；而鼻部可能出现增生肥大表现的疾患如痤疮瘢痕或者鼻部淋巴瘤等，也可能被误诊为玫瑰痤疮；另外，如果已经发展为增生肥大表现才诊断玫瑰痤疮，那么这类患者的增生肥大皮损很可能已不可逆转，相应的治疗效果也不够理想。因此，即使有这两条诊断表型，依然存在一定程度的误诊，也不利于临床的早期诊断。同时，不难看出，具有诊断价值的几个主要表型和 2002 版标准的问题一样，依然只能提示诊断，同样可能造成误诊或临床操作的不方便性。

另外，NRSEC 的专家们也认为，2017 版标准只是一个临时的评价系统，还有许多不完善和局限的地方，随着玫瑰痤疮临床和基础研究的不断深入，将来玫瑰痤疮的定义和诊断应该基于其疾病的病理生理学改变进行制定。

由上可见，无论是 2002 版还是 2017 版诊断标准，均存在一定程度的不足，需要我们更加细致地分析不同人种玫瑰痤疮的临床特征，结合基础研究的进展，不断完善诊断标准。

 第二节　中国玫瑰痤疮诊断标准的提出

一、中国玫瑰痤疮误诊误治的现状分析

回顾和分析完国际诊断标准的变迁，再来了解一下我国皮肤科医师对于玫瑰痤疮的认识情况和现状。

2002 版国际诊断标准出现之前，国内对于玫瑰痤疮这一疾病一直缺乏统一的诊断标准和治疗规范。由于历史的原因，国内很长一段时间将"rosacea"翻译为"酒渣鼻"或"酒糟鼻"，而没有"玫瑰痤疮"这个疾病，这就导致了部分人认为只有"红鼻头"才是玫瑰痤疮，因此可能存在面部玫瑰痤疮被误诊为脂溢性皮炎、湿疹、激素依赖性皮炎或其他面部皮肤病的现象。

随着对玫瑰痤疮这一疾病认识的不断深入,国内越来越多皮肤科医师认识到这个病并不是属于皮炎湿疹类,"红鼻头"也只是这个疾病其中的一个小类,但是却没有统一的诊疗规范。直到 2016—2017 年,数名国内皮肤科专家基于中国玫瑰痤疮患者的临床特征提出了中国版玫瑰痤疮诊断标准,并起草了《中国玫瑰痤疮诊疗专家共识(2016)》,国内第一部玫瑰痤疮相关的诊疗规范应运而生。

二、2016 版中国玫瑰痤疮诊断标准

为了更好地了解中国人玫瑰痤疮的特征,笔者团队整理并分析了 1 090 例中国玫瑰痤疮患者的临床资料,发现皮损位于面颊部与口周 / 鼻部的玫瑰痤疮的临床特征有明显的区别。715 名皮损位于面颊部的患者中,有 712 名(99.6%)患者的首发症状为阵发性潮红,经过数月或数年后才会出现持续性红斑、丘疹脓疱或毛细血管扩张等表现;而 208 名口周部皮损的患者中,有 204 名(98.1%)患者首发症状为持续性红斑,阵发性潮红并不明显;鼻部皮损类似于口周部表现,167 名患者中,163 名(97.6%)鼻部患者的首发症状也是持续性红斑。

基于以上不同部位玫瑰痤疮患者的临床特点数据,符合中国人群玫瑰痤疮特征的诊断标准(表 6-3)被拟定,诊断的必备条件:面颊 / 口周 / 鼻部阵发性潮红或持续性红斑;次要条件:灼热、刺痛、干燥或瘙痒等皮肤敏感症状;毛细血管扩张;丘疹或丘脓疱疹;增生肥大改变;眼部症状。诊断标准:排除明显诱因例如口服或外用维 A 酸类药物或化学换肤或局部外用糖皮质激素等引起的阵发性潮红或持续性红斑,必备条件加一条及以上次要条件即可诊断为玫瑰痤疮。其中,阵发性潮红指对称性皮肤潮红,并且可能在数秒或数分钟内因下列 3 个中的 2 个或以上因素诱发:情绪、温度变化、日晒,即符合玫瑰痤疮阵发性潮红的特点;但一定要排除其他明显诱因引发的潮红或红斑,包括口服药物(如异维 A 酸胶囊等)、外用某些刺激性药物、接触某些致敏原或化学换肤导致角质层损伤等因素。眼部症状在不同类型的玫瑰痤疮患者中均有出现,虽然为伴随症状,但有单独出现眼部症状的玫瑰痤疮报道,且患有严重睑缘炎的患者面部可能仅有极轻微的炎症,因此仍单独列出玫瑰痤疮眼部症状。

表 6-3　2016 版中国玫瑰痤疮诊断标准

必备条件:
　面颊 / 口周 / 鼻部阵发性潮红或持续性红斑
次要条件:
　1. 灼热、刺痛、干燥或瘙痒等皮肤敏感症状
　2. 毛细血管扩张
　3. 丘疹或丘脓疱疹
　4. 增生肥大改变
　5. 眼部症状

　诊断标准:必备条件加 1 条及以上次要条件即可诊断为玫瑰痤疮(排除明显诱因,例如口服或外用维 A 酸类药物,或化学换肤,或局部外用糖皮质激素引起皮肤屏障受损而导致的阵发性潮红或持续性红斑)

中国版玫瑰痤疮诊断标准提出了必备条件和次要条件,注重患者的首发症状,更利于临床的早期诊断。因此,这是一个更全面更具有实践性的诊断标准。

三、不断更新的中国玫瑰痤疮诊断标准

在 2016 版中国玫瑰痤疮诊断标准的必备条件中,阵发性潮红是一个非常早期的症状,但在临床实践过程中,部分患者和临床医师对于阵发性潮红的把握不够准确。对于只有阵发性潮红和皮肤敏感症状,而没有持续性红斑的患者,依据 2016 版中国诊断标准可以诊断为早期玫瑰痤疮。但是也有部分国内专家认为这只是敏感皮肤或皮肤敏感状态(sensitive skin),达不到玫瑰痤疮的诊断。部分国外专家认为这种状态属于 pre-rosacea,不是典型的玫瑰痤疮。随着对于玫瑰痤疮的不断深入研究,结合国内外专家的观点和 2017 版国际诊断标准,笔者团队完善并更新了玫瑰痤疮诊断标准。

研究团队重新定义了阵发性潮红(见表 6-4 中说明部分),并在此基础上,笔者团队重新纳入 3 350 名典型的中国玫瑰痤疮患者进行研究,再次总结和分析他们的临床特征。与 2016 年的总结分析方法不同,此次研究以现存临床表现为主,而不是患者的首发表现,排除了患者回忆的误差。分析结果显示:3 350 名患者均有特征性表现的持续性红斑(100%),而面中部不同部位的持续性红斑特征有所不同,红斑主要位于面颊部的有 1 861 名,主要位于口周 / 鼻部的有 1 489 名。在 1 861 名皮损主要位于面颊部的患者中,伴随有阵发性潮红的持续性红斑患者共有 1 850 名(99.4%),其中阵发性潮红早于持续性红斑出现的患者有 1 785 名(95.9%),阵发性潮红与持续性红斑几乎同时出现的患者有 65 名(3.5%)。在 1 489 名皮损主要位于口周和鼻部的患者中,持续性红斑伴随有阵发性潮红的比例非常低,仅有 3.5%(52/1 489)的患者出现了阵发性潮红,这与 2016 年诊断标准的数据一致。同时在这 3 350 名患者中,还有 342 名患者存在增生肥大皮损。增生肥大皮损均是在持续性红斑的基础上才逐渐出现的,因此增生肥大是玫瑰痤疮发展到一定程度后出现的临床特征,虽然可以用于诊断,但不利于早期诊断。因此,从上述数据可以看出,持续性红斑是玫瑰痤疮诊断的必需条件,面颊部的持续性红斑通常伴随有阵发性潮红,而口周、鼻部的持续性红斑可以不伴有阵发性潮红,增生肥大皮损是在持续性红斑的基础上发展而来的。

基于以上的临床特征,中南大学湘雅医院皮肤科玫瑰痤疮研究团队更新了 2016 版中国玫瑰痤疮诊断标准,提出了按部位诊断的新标准(表 6-4)。面颊部玫瑰痤疮诊断的必要性表现为面颊部伴有阵发性潮红的、可周期性加重的持续性红斑,满足该必要性表现即可诊断;口周 / 鼻部玫瑰痤疮诊断的必要性表现为口周 / 鼻部可周期性加重的持续性红斑,选择性表现包括阵发性潮红、毛细血管扩张、丘疹脓疱、增生肥大改变或眼部症状等,在口周 / 鼻部,满足必要性表现外,必须再合并至少 1 项选择性表现才可诊断。以上两个部位中只要 1 个满足诊断标准,即可诊断玫瑰痤疮。该诊断标准已被列入《中国玫瑰痤疮诊疗指南(2021 版)》。

表 6-4　2020 版中国玫瑰痤疮诊断标准

皮损部位	必要性表现	选择性表现
面颊部 *	伴有阵发性潮红[1]的、可能周期性加重的持续性红斑	1. 阵发性潮红 2. 毛细血管扩张 3. 丘疹和脓疱 4. 增生肥大改变 5. 眼部症状（睑缘毛细血管扩张、睑缘炎、角膜炎、结膜炎、角膜巩膜炎）
口周 / 鼻部 **	可能周期性加重的持续性红斑	

注:*:面颊部满足必要性表现就可诊断玫瑰痤疮,无论是否有选择性表现。

　　**:口周 / 鼻部在满足必要性表现的基础上需合并至少一种选择性表现才可诊断玫瑰痤疮。

　　说明:1. 玫瑰痤疮的阵发性潮红可被日晒、温度变化、情绪改变或辛辣刺激性食物等诱发,评判玫瑰痤疮的阵发性潮红需要严格的排除其他诱因,包括外用药物(如糖皮质激素类药膏、维甲酸类药膏等)、系统药物(如烟酸、异维 A 酸等)、化学换肤或光电治疗、月经期或围绝经期症状和系统疾病(如类癌综合征、系统性肥大细胞增生症、一些腺体的髓样癌等)。

以上两种情况的任何一种 (* 或 **) 均可诊断玫瑰痤疮。

　　这种按部位诊断玫瑰痤疮的标准属于首次尝试,实践证明能大大提高其诊断的特异性,更加有利于临床医师的实际操作。为在更广的范围内检验和应用该标准,笔者团队联合全国多家医院一起进行多中心临床验证,并与 2017 版国际诊断标准进行了比较。

第三节　中国玫瑰痤疮诊断标准的全国多中心临床验证

　　2018 年 8 月至 2019 年 3 月,笔者团队联合中国医师协会皮肤科医师分会玫瑰痤疮专业委员会及中华医学会皮肤性病学分会玫瑰痤疮研究中心部分单位进行了玫瑰痤疮诊断标准的全国多中心临床观察。

　　多中心临床观察的主要流程:收集常见的以面部红斑或丘疹脓疱为主要表现的并容易与玫瑰痤疮混淆的皮肤病病例,主要包括痤疮、面部脂溢性皮炎、面部湿疹 / 特应性皮炎、系统性红斑狼疮、嗜酸性脓疱性毛囊炎、颜面播散性粟粒性狼疮和接触性皮炎等,同时收集数量相近的可以明确诊断的玫瑰痤疮病例。所有病例均由各中心两名以上临床经验丰富的皮肤科教授诊断,力求诊断的准确性,并采集患者面部照片和临床资料。然后由一位未参与该项病例收集工作的皮肤科医师根据患者的面部照片和录入的临床特征(阵发性潮红、持续性红斑、丘疹脓疱、毛细血管扩张、增生肥大改变、皮肤敏感症状和眼部症状等),对照 2017 版国际诊断标准和更新的中国诊断标准判断该病例是否可以诊断玫瑰痤疮,得到盲法评估两种诊断方法分别诊断玫瑰痤疮和非玫瑰痤疮的病例数目,再将盲评的结果与收集时真正的玫瑰痤疮和非玫瑰痤疮病例的数目进行比较,得到真阳性病例数(盲评与真实诊断均为玫瑰痤疮)、真阴性病例数(盲评与真实诊断均为非玫瑰痤疮)、假阳性病例数(盲评诊断玫瑰痤疮,而真实诊断为非玫瑰痤疮)和假阴性病例数(盲评诊断非玫瑰痤疮,而真实诊断为玫瑰痤疮),最后得出两个诊断标准的灵敏度和特异度。灵敏度 = 真阳性人数 /(真阳性人数 + 假阴性人数）×100%。特异度 = 真阴性人数 /（真阴性人数 + 假阳性人数）×100%。

此次全国多中心临床观察一共收集了 4 677 例面部皮肤病病例，其中 2 269 例为玫瑰痤疮病例，2 408 例为非玫瑰痤疮病例（包括 791 例痤疮、249 例面部湿疹、182 例皮肤狼疮、680 例脂溢性皮炎及 506 例其他面部皮肤病）。最终验证结果为，2017 版国际诊断标准的灵敏度为 100%，特异度为 73.3%；而更新版中国玫瑰痤疮诊断标准的灵敏度为 99.6%，特异度为 91.9%（表 6-5）。

表 6-5　两种诊断标准的敏感度和特异度比较

诊断标准	玫瑰痤疮组（例）	非玫瑰痤疮组（例）	敏感度（%）	特异度（%）
2017 版 NRSEC 诊断标准			100	73.3
阳性病例	2 269	642		
阴性病例	0	1 766		
更新版中国诊断标准			99.6	91.9
阳性病例	2 261	196		
阴性病例	8	2 212		

可见，更新版的中国玫瑰痤疮诊断标准在中国人群中诊断效率更高，敏感度基本接近国际诊断标准，漏诊率低；特异度也在国际诊断标准的基础上有了较大的提高，可以减少误诊率，更有利于皮肤科临床诊断工作。后期这一中国诊断标准还会进一步在更大的中国人群甚至亚洲人群中进行推广验证。

分析更新版诊断标准特异度显著提高的原因，主要是在面颊部持续性红斑的基础上加了阵发性潮红的限制，而国际标准只注重持续性红斑这一血管器质性变化，而忽视了阵发性潮红这一血管功能紊乱在玫瑰痤疮中的意义，导致部分无潮红的其他面部皮肤病被误诊为玫瑰痤疮，特异度相对较差。而敏感度方面，有极少数以面部红斑为主要表现的其他皮肤病患者也伴有阵发性潮红，而根据该标准被诊断为玫瑰痤疮，这类患者是否处于玫瑰痤疮前期，也就是国外所称的 pre-rosacea 状态，需要进行长期追踪，观察其是否会发展为玫瑰痤疮。

 第四节　玫瑰痤疮的诊断与人工智能

近些年来，随着网络信息技术及计算机科学的不断发展，人工智能（AI）逐渐广泛而又深入的渗透到各个领域，包括信息论、控制论、自动化、仿生学、生物学、心理学、数理逻辑、语言学、医学和哲学等多种学科。这其中，人工智能在医学领域的应用尤为引人瞩目，人工智能相关医疗研究已经成为现代科技的热点，在医学影像学、皮肤病学等诸多学科及领域取得了可喜的成绩。

皮肤病学是一门形态学为主的学科，临床上储存有包括临床图片、皮肤镜、VISIA、皮肤病理等各类图片的海量资料,这为人工智能的应用提供了数据基础。另外,皮肤病的准确识别在很大程度上依赖于临床医师的经验水平,不同知识背景及不同地区临床医师对于疾病的诊疗水平参差不齐,人工智能的出现可以为皮肤科医师提供诊疗参考,平衡临床医师的诊疗水平的差异。研究表明,人工智能可以通过图片分析快速识别皮肤良恶性肿瘤(如恶性黑色素瘤),其准确率与经验丰富的临床医师相当,可以用以辅助皮肤肿瘤的早期诊断。这些发现也在一定程度上促使人们进一步探索人工智能在其他皮肤病诊断中的应用。

玫瑰痤疮的临床表现多种多样,其诊断标准在临床的实际操作性不强,又缺乏特异性血清学标志物,影像学及病理表现也无特异性,故而长久以来玫瑰痤疮的准确诊断一直都是皮肤科医师所面临的一个不小挑战。因此,开发用以辅助诊断玫瑰痤疮的方法具有十分重要的意义。笔者团队通过分析玫瑰痤疮患者及主要鉴别诊断疾病(如痤疮、面部脂溢性皮炎、面部湿疹、红斑狼疮等)的临床照片,开发了"面部敏痘 AI 诊断小程序",该小程序玫瑰痤疮诊断的准确率可达91.5%,与经验丰富的临床医师无异(图 6-1)。此外,该小程序可以准确区别玫瑰痤疮与痤疮、玫瑰痤疮及面部湿疹皮炎,其正确率分别可达99.7% 和84.9%,为玫瑰痤疮的辅助诊断提供了一个有力的新工具。

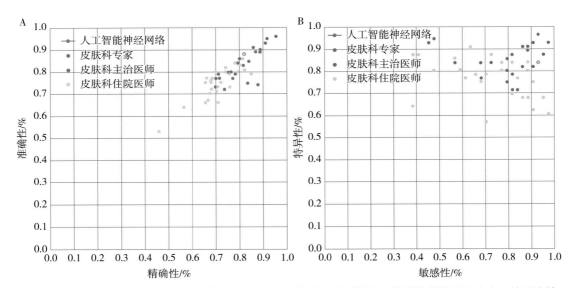

图 6-1　比较人工智能神经网络与皮肤科住院医师、皮肤科主治医师及皮肤科专家诊断玫瑰痤疮的准确性、精确性、特异性和敏感性

　第五节　玫瑰痤疮的鉴别诊断

玫瑰痤疮的诊断一直具有挑战性,由于缺乏客观的诊断指标,经常会与面部其他表现为红斑或丘疹、脓疱的疾病相混淆,玫瑰痤疮的诊断需要与以下疾病相鉴别:

1. 面部激素依赖性皮炎　是指由于长期使用含有糖皮质激素类的药品或护肤品而出现的类似玫瑰痤疮表现的疾病。患者既往或有玫瑰痤疮、湿疹、脂溢性皮炎等病史,或无

以上病史而仅因美容等需求长期使用或误用含糖皮质激素制剂后,在激素涂抹的部位出现明显的红斑、丘疹、脓疱、毛细血管扩张等损害,停用糖皮质激素后病情会出现反跳现象(图6-2),并伴有非常明显(≥7分,视觉模拟评分法0~10分)的灼热、干燥、瘙痒的"三联"症状。面部激素依赖性皮炎患者完全停止使用糖皮质激素后,4周左右可以基本解除"依赖"症状,如有上述基础病史则继续按基础病进行治疗。

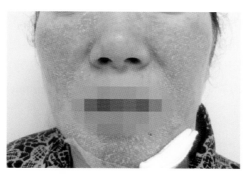

图6-2　激素依赖性皮炎

2. **面部湿疹/特应性皮炎**　面部湿疹/特应性皮炎皮损分布无特殊模式,急性期主要表现为丘疹、红斑等多样性皮疹,可伴有渗出、肿胀等(图6-3),明显瘙痒;亚急性和慢性期主要表现为肥厚性斑块,可有明显苔藓样变。面部湿疹/特应性皮炎患者没有阵发性潮红病史,自觉症状以瘙痒为主,结合皮损特征,可与玫瑰痤疮相鉴别。但要注意,面部湿疹/特应性皮炎也常常与玫瑰痤疮合并存在。

3. **面部脂溢性皮炎**　脂溢性皮炎最重要的特征是皮损主要位于鼻唇沟、眉间部或外耳道等部位,特征性表现为油腻性鳞屑性红斑(图6-4),面中部隆突部位很少会有类似的皮损,无阵发性潮红,可伴有头皮部的脂溢性皮炎。值得注意的是,面部脂溢性皮炎经常可以与玫瑰痤疮同时存在。

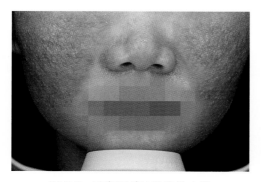

图6-3　面部湿疹/特应性皮炎

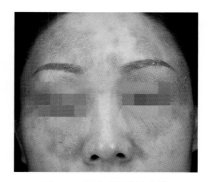

图6-4　面部脂溢性皮炎

4. **痤疮**　痤疮好发于青少年,皮损特点为单个孤立的丘疹、粉刺等,也可有脓疱、囊肿、结节等表现,皮损消退后可留有红色印迹、萎缩性瘢痕或增生性瘢痕等(图6-5)。痤疮的炎性皮损之间的皮肤正常,没有玫瑰痤疮的红斑表现;痤疮的粉刺、炎性丘疹与玫瑰痤疮的圆顶状丘疹不同;痤疮皮损不局限于面中部隆突部位;痤疮患者皮肤一般较为油腻,也与多数玫瑰痤疮患者皮肤偏干燥有所不同。值得注意的是,痤疮是玫瑰痤疮最容易合并出现的面部皮肤病之一,且痤疮患者使用维甲酸类药物后可能会出现面部阵发性潮红,应注意鉴别。

5. 红斑狼疮　主要需与玫瑰痤疮鉴别的是系统性红斑狼疮的蝶形红斑(图 6-6),表现为两侧面颊和鼻梁部对称性水肿性红斑,可能伴有色素改变、皮肤萎缩等,还可出现脱发、关节肿痛、心包积液或其他内脏器官异常的临床表现。红斑狼疮患者的蝶形红斑不伴有面颊部阵发性潮红,也不容易出现灼热、刺痛等皮肤敏感症状。疑诊红斑狼疮的患者需要完善组织病理及自身抗体等系统检查,此外,皮肤镜和抗核抗体(antinuclear antibody,ANA)等自身抗体检测常常有助于鉴别。

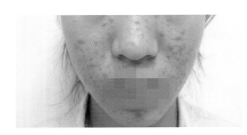
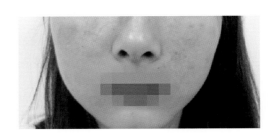

图 6-5　痤疮　　　　　　　　图 6-6　系统性红斑狼疮

6. 皮肌炎　以双上眼睑为中心的水肿性紫红色斑片在皮肌炎的诊断中具有很高的特异性,该斑片可累及面颊和头皮(图 6-7),易与玫瑰痤疮皮损相混淆。皮肌炎还可出现一些特征性皮损,如关节伸侧苔藓样皮损(Gottron 丘疹)和关节伸侧、肘和 / 或膝部位的紫红色脱色斑(Gottron 征),部分患者面、颈、上胸、躯干部在红斑鳞屑基础上可出现褐色色素沉着、点状色素脱失、毛细血管扩张及表皮萎缩等表现。皮肌炎患者一般没有面部的阵发性潮红,皮损不具面中部隆突部位的特征分布模式,也不会有明显灼热等症状。皮肤组织病理和实验室检查有助于鉴别。

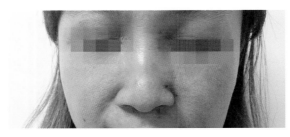

图 6-7　皮肌炎

7. 接触性皮炎　接触性皮炎是皮肤和外界的动物性、植物性或化学性物质直接接触后所发生的炎症反应。急性期主要表现为接触部位红斑,可有肿胀、丘疹、水疱甚至大疱,自觉灼热、瘙痒(图6-8);亚急性和慢性接触性皮炎起病较缓慢,症状相对较轻,表现为轻度红斑、丘疹,还可能会出现苔藓样变。接触性皮炎患者常有明确的接触史,但本身无阵发性潮红病史。因此,在诊断过程中,需要仔细询问病史,特别是阵发性潮红病史,并结合用药史或其他刺激物接触史等综合诊断。

8. 颜面播散性粟粒性狼疮　这类疾病相对少见,主要皮损为散在的、均匀大小的红棕色丘疹(图6-9),部分触之较硬,好发于双侧眼眶周围,病理表现为真皮中干酪样坏死性肉芽肿改变。也有少部分肉芽肿型玫瑰痤疮病理上有坏死性肉芽肿性改变,故有学者认为两者可能属于同一疾病。主要鉴别的要点在于颜面播散性粟粒性狼疮患者无阵发性潮红表现,丘疹之间的皮肤基本正常,无玫瑰痤疮特有的持续性红斑等表现,组织病理可鉴别。

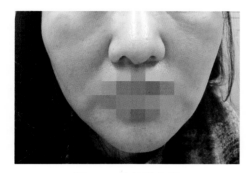

图6-8　接触性皮炎

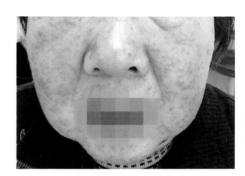

图6-9　颜面播散性粟粒性狼疮

9. 口周皮炎　口周皮炎主要表现为口唇周围多发小丘疹、丘疱疹、脓疱、红斑等(图6-10),可伴有灼热、刺痛感,通常口唇周围有一狭窄的皮肤不受累。该病主要见于年轻女性,也可见于儿童。这一疾病的归属现在尚有争议,有部分专家认为这是一个独立的疾病,也有部分专家认为口周皮炎属于玫瑰痤疮的亚型之一。

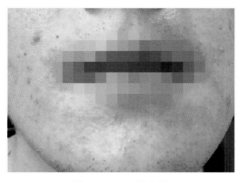

图6-10　口周皮炎

10. 嗜酸性脓疱性毛囊炎　嗜酸性脓疱性毛囊炎又称为Ofuji病(Ofuji's disease,OD),皮损好发于皮脂溢出部位,典型的皮损特点为红斑基础上出现红色的毛囊性丘疹和无菌性脓疱,可成环形分布,中央有自愈倾向,并且向周围扩散。该病面中部隆突部位特别是口周的红斑、丘疹、脓疱非常容易与玫瑰痤疮混淆,主要的鉴别点在于,该疾病患者没有阵发性潮红的病史,皮损部位也并不限于面中部隆突部位,皮损的环形分布也是与玫瑰痤疮皮损有所区别。

11. 多形性日光疹　本病是由于紫外线刺激诱发的一种急性和亚急性的皮肤炎症反应,以春末夏初多见,并反复发生。典型表现为日光暴露部位的红斑、水疱、水肿、色素沉着和脱屑,日光照射后数分钟到数小时出现。多形性日光疹是日光诱导的疾病,且无阵发性潮红史,而玫瑰痤疮是日光加重的疾病。

12. 敏感性皮肤　敏感性皮肤是比正常皮肤具有更高反应性并且对外界因素的微弱影响产生剧烈反应的一种亚健康状态。患者皮肤耐受性差,在外界一些轻微的刺激后就可以出现刺痛、烧灼、紧绷、瘙痒或疼痛等不愉快的感觉,而这种不愉快的感觉不能被其他皮肤病所解释,可以发生在身体各处的皮肤。这类患者一般本身没有阵发性潮红的病史,也不会有持续性红斑等玫瑰痤疮的表现,但需要明确的是,玫瑰痤疮患者也会伴有皮肤敏感症状。

13. 颜面再发性皮炎　颜面再发性皮炎好发于 20~40 岁的女性,多发于春秋两季,主要表现为面部反复出现的鳞屑、红斑(图 6-11),红斑表面可见细小糠状鳞屑,很少出现丘疹、脓疱。与玫瑰痤疮不同的是,这类患者有固定的发病季节,不受情绪、日晒和温度变化等因素的影响,无玫瑰痤疮特征性的红斑和阵发性潮红。

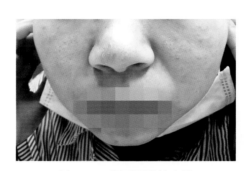

图 6-11　颜面再发性皮炎

14. Morbihan 病　Morbihan 病(MD)又称为上面部慢性红斑性水肿,是一种以上面部坚实持久的水肿性浸润性红斑为特征的慢性皮肤病,可能与免疫性接触性荨麻疹或淋巴引流障碍有关。有部分学者认为该病为玫瑰痤疮的一种罕见类型,但大部分患者既往并没有玫瑰痤疮的病史,因此笔者团队倾向认为 MD 为一种独立的疾病。

15. 其他　另外,还有很多少见的面部皮肤病与玫瑰痤疮有类似的临床表现,例如表皮生长因子受体(epidermal growth factor receptor inhibitor,EGFRi)抑制剂引起的皮肤反应、鼻部结节病、皮肤肿瘤引起的皮肤增生肥大、口面部肉芽肿病、鼻部淋巴瘤等,也需要临床医师在临床诊断实践中仔细加以甄别,特别是在常规治疗抵抗时,不要忘记与罕见病例的鉴别诊断。

玫瑰痤疮的临床诊断一直以来就是一个挑战,通过对于疾病认识的不断深入,诊断标

准在不断更新和完善。中国的诊断标准对于中国医师的临床诊断具有较好的参考价值,同时也会向亚洲人群甚至其他肤色人群推广。另外,随着玫瑰痤疮基础研究的深入,我们也期待基于病理生理学特征的玫瑰痤疮诊断标准和分型标准的制定,以更好的阐释这一疾病的本质。

（汪 犇 谢红付）

🌹 参考文献

［1］ANDERSON T E. Diagnosis and treatment of rosacea［J］. Med Press,1946,216(19):338-340.

［2］EYDEN J J,THEW M,KLIGMAN A M. Steroid rosacea［J］. Arch Dermatol,1974,110(4):619-622.

［3］BROWN S I,SHAHINIAN L JR. Diagnosis and treatment of ocular rosacea［J］. Ophthalmology,1978,85(8):779-786.

［4］WILKIN J,DAHL M,DETMAR M,et al. Standard classification of rosacea:Report of the National Rosacea Society Expert Committee on the Classification and Staging of Rosacea［J］. J Am Acad Dermatol,2002,46(4):584-587.

［5］WILKIN J,DAHL M,DETMAR M,et al. Standard grading system for rosacea:report of the National Rosacea Society Expert Committee on the classification and staging of rosacea［J］. J Am Acad Dermatol,2004,50(6):907-912.

［6］GALLO R L,GRANSTEIN R D,KANG S,et al. Rosacea comorbidities and future research:The 2017 update by the National Rosacea Society Expert Committee［J］. J Am Acad Dermatol,2018,78(1):167-170.

［7］汪犇,李吉,杨赛,等.1 090例玫瑰痤疮患者临床特征分析及玫瑰痤疮新诊断标准探讨［J］.中华皮肤科杂志,2017,50(3):162-166.

［8］中国医师协会皮肤科医师分会皮肤美容亚专业委员会.中国玫瑰痤疮诊疗专家共识(2016)［J］.中华皮肤科杂志,2017,50(3):119-122.

［9］汪犇,赵志祥,简丹,等.中国玫瑰痤疮临床特征分析和诊断标准再探讨［J］.中华皮肤科杂志,2020,53(9):675-679.

［10］JANSEN T. Clinical presentations and classification of rosacea［J］. Ann Dermatol Venereol,2011,138 Suppl 3:S192-200.

［11］ESTEVA A,KUPREL B,NOVOA R A,et al. Dermatologist-level classification of skin cancer with deep neural networks［J］. Nature,2017,542(7639):115-118.

［12］王卫亮,刘奉彬,陈燕,等.嗜酸性脓疱性毛囊炎一例［J］.中国麻风皮肤病杂志,2017,11(5):677-678.

［13］贾金靖,王俊民,郑焱,等. Morbihan病国内首报［J］.临床皮肤科杂志,2019,6(3):358-361.

［14］中华医学会皮肤性病学分会玫瑰痤疮研究中心,中国医师协会皮肤科医师分会玫瑰痤疮专业委员会.中国玫瑰痤疮诊疗指南(2021版)［J］.中华皮肤科杂志,2021,54(4):279-288.

第七章

玫瑰痤疮的治疗及副作用处理

 玫瑰痤疮治疗的目的及策略

　　玫瑰痤疮是一种以神经免疫紊乱,血管功能失调为基本发病机制的面部炎症性皮肤病。长期以来,国内外都将其分为四个亚型:红斑毛细血管扩张型、丘疹脓疱型、增生肥大型、眼型。在临床工作中,我们常发现这四型的主要表现均有可能在同一患者身上同时或先后出现。因此,我们在治疗中,往往以解决某一个主要特征或矛盾为治疗目的,而不是以分型作为选择治疗方案的依据。2017年,全球玫瑰痤疮共识委员会(ROSCO)也指出,用"表型"来代替"亚型"的观点,为玫瑰痤疮的治疗提供了更好的临床判断标准。就玫瑰痤疮的主要症状和体征来说,我们需要解决的有潮红、持续性红斑、丘疹脓疱、面中部(尤其是鼻部)的增生肥大及伴发的水肿;而自觉症状中,患者抱怨最多的是灼热及轻度瘙痒;干燥和刺痛感的发生率和受重视程度低。此外,中国很少有皮肤科就诊的玫瑰痤疮患者报告自己的眼部不适。只有少数眼部客观症状明显,并且伴有面部皮疹的患者,会受到医师的重视,诊断率远远不如国外相关报道。

　　玫瑰痤疮患者中丘疹脓疱的表现最容易被控制,基本内服药物治疗就可以很快改善。有些轻症患者甚至在避免外界诱发因素后,仅使用外用药物或保湿产品就可以自行痊愈。化学剥脱治疗,如水杨酸也对炎症性丘疹有明确的治疗效果。而持续性红斑的治疗需要在药物基础上辅助使用光电治疗来改善面部轻度的炎症状态,减少部分增生扩张的毛细血管。光电治疗通常作为药物治疗有效的配合手段,达到单纯依靠药物治疗无法达到的治疗效果。有研究显示,持续性红斑治疗得是否彻底,对玫瑰痤疮后期的复发有明显的影响。但是,必须面对的事实是,部分患者的持续性红斑无法达到完全治愈。阵发性潮红,是玫瑰痤疮治疗的另外一个难点。这一症状的轻重波动,不仅取决于面部神经敏感性的增加,也取决于整个身体的精神状态。阵发性潮红的患者中,面部发红与自觉热感较为一致的患者相对容易控制;而单纯的自诉为不可控制的发热,面部发红体征程度与自诉发热程度不相符合(即临床上认为主观症状和客观体征不相符)的患者,往往存在潜在的精神疾患的可能,需要心理医师的辅助治疗。患者的其他自觉症状如干燥、刺痛、刺痒感大多数可以在脱离诱因后,给予适当的保湿修复产品后可自行改善。而以面中部肥大为主要体征的患者,早期治疗主要可以依赖异维 A 酸口服改善甚至部分逆转已经发生的增生肥大;也可结合血管性激光治疗明确扩张的血管来改善持续性红斑。晚期鼻部增生已经出现纤维化的结构,及鼻部外形的改变,只能依靠气化型激光来改变鼻部结构,达到面部美容的效果。眼部症状通常容易被患者和医师忽视,最突出的表现是眼干、不明原因的刺痒、刺痛、甚至反复发作的眼睑处丘疹、睑板炎症等,通常会随着整体症状的改善而改善,一般不需要特殊治疗。但是以眼部症状为主要表现的玫瑰痤疮(往往临床上诊断为眼型玫瑰痤疮,大多数患者就诊于眼科),需要在相关专科进行治疗。

玫瑰痤疮的表现多种多样,患者就诊的诉求也各有不同。在制订治疗方案之前,要重视患者病史的询问,与患者共同寻找其发病诱因。尽量甄别其为玫瑰痤疮,激素加重的玫瑰痤疮,激素诱导的玫瑰痤疮样皮炎还是化妆品慢性刺激导致的面部炎症(慢性接触性皮炎)合并 / 不合并玫瑰痤疮等。这些不同原因诱发的玫瑰痤疮或类玫瑰痤疮皮炎根据其发病原因的不同,治疗方法细节和预后方面也有所不同。如果能通过问诊明确诱发因素,指导患者规避诱因就能起到事半功倍的效果。

在玫瑰痤疮个体化治疗方案的制订中,我们应该遵守"宁少勿多"的原则,不贸然采用不必要的治疗措施,对每种治疗的选择时机、能达到的效果有一定的专业认识,尤其需要避免"过度治疗"。

本章主要针对玫瑰痤疮皮肤表现的药物治疗与非药物治疗进行阐述。玫瑰痤疮眼部症状通常在系统治疗缓解皮肤症状的同时也会相应缓解,严重的患者应转至眼科在专科医师指导下治疗。加强患者教育,是玫瑰痤疮的治疗过程中的重要环节,比如对待潮红的正确态度、如何处理轻度的复发等,在后面的章节中有相应详细的介绍。

 第二节 玫瑰痤疮的药物治疗

一、系统药物治疗

玫瑰痤疮治疗的主要口服药物包括四环素或大环内酯类抗生素、异维 A 酸、羟氯喹、抗焦虑药物、植物类抗炎药物、肾上腺素受体阻滞剂等。对于痒感明显或伴有间断发作风团样皮疹的患者可给予抗组胺药(如左西替利嗪、酮替芬等)作为对症治疗的药物。但是值得注意的是,痒感往往不是玫瑰痤疮的主要自觉症状,存在明显痒感的患者要考虑是否合并激素诱导的玫瑰痤疮样皮炎或荨麻疹,这对预计疾病的转归和治疗周期存在积极意义。

(一)抗生素类药物

尽管口服四环素类广泛用于治疗玫瑰痤疮,但美国 FDA 批准用于治疗玫瑰痤疮病变的唯一口服药物是缓释型的多西环素(40mg/ 次,每日一次),这一剂量被认为具有明显的抗炎效果,而且不易引起抗生素耐药,并有效减少了胃肠道的副作用。关于多西环素的研究证实,它可以抑制 / 减少组织蛋白酶的活性及表达。有研究报道发现,在 16 周的治疗期间,米诺环素 100mg/d 的疗效不低于多西环素 40mg/d,甚至前者的缓解时间更长、复发率更低。在这项研究中,两者之间的安全性没有显著差异;对于因任何原因不能或不愿服用多西环素的患者,米诺环素 100mg/d 可能是一种很好的替代疗法。国内受药物本身剂量限制,缺乏 40mg 的多西环素药物剂型,而在较长时间的临床使用中,100mg 的多西环素疗效及安全性也是较为肯定的,推荐的服用周期在 4~8 周,一般不超过 3 个月(图 7-1)。多西环素甚至可运用于儿童(8 岁以上)眼部玫瑰痤疮的治疗中,说明其安全性也得到认可。在服用过程中,需要注意其光敏性,防止患者在服药期间出现晒伤、晒黑等症状;同时,习惯于睡前服药的患者偶见反流性食管炎及胃肠道不适,可嘱患者服药后 1 小时内不宜平躺。

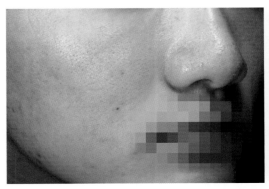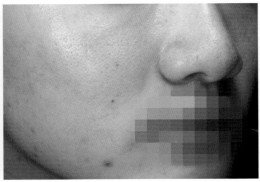

图 7-1　红斑毛扩型患者服用羟氯喹 + 多西环素前后(2 个月)

阿奇霉素为大环内酯类抗生素,具有杀菌消炎、调节免疫功能的作用。在治疗难治性或对四环素类有禁忌(如妊娠期)的玫瑰痤疮患者中有较肯定的疗效。有研究显示与连续 3 个月口服多西环素 100mg/d 相比,口服阿奇霉素第 1 个月 500mg/ 次、每周 3 次,第 2 个月 250mg/ 次、每周 3 次以及第 3 个月 250mg/ 次、每周 2 次治疗玫瑰痤疮的效果与之相当。推荐的阿奇霉素治疗玫瑰痤疮的剂量为 250~500mg/ 次(5~10mg/kg),每周口服 3 次,持续 4~8 周可起效。该药物有不良反应如胃肠不适,宜与食物同时服用,但发生率不高。

(二)异维 A 酸

有更严重或持续的丘疹脓疱和早期增生型玫瑰痤疮患者,可能需要口服异维 A 酸治疗。与多西环素 50~100mg/d(高质量证据)相比,低剂量异维 A 酸[0.3mg/(kg·d)]显示与丘疹脓疱型玫瑰痤疮的改善相关。同时对于增生肥大型玫瑰痤疮,异维 A 酸在早期鼻部丘疹、脓疱及鼻翼肥厚的患者中具有明确的改善效果(图 7-2),但这一作用通常需要的治疗时间较长(>6 个月),必要时可以考虑给予较大剂量[常见 10mg/ 次,每天 3 次]。另外值得注意的是,增生肥大型玫瑰痤疮患者为了改善早期的鼻部增大变形及部分口服其他药物效果不佳的患者,口服异维 A 酸可以作为一线治疗;异维 A 酸常见的副作用有皮肤黏膜干燥、脱发、血脂增加等,但是大部分停药后可自行缓解。同时由于异维 A 酸的致畸性已得到充分证明,因此在异维 A 酸使用期间和使用后进行有效避孕对育龄妇女至关重要。

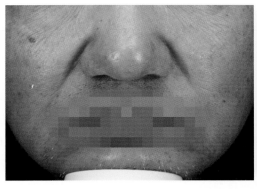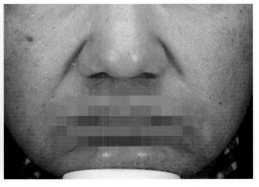

图 7-2 肥大增生型患者服用异维 A 酸治疗前后（1 个月）

（三）羟氯喹

羟氯喹具有抗炎、免疫调节及日光保护作用，在风湿科相关疾病中应用广泛。皮肤科的临床应用中被证明能有效控制多种疾病导致的炎症性丘疹及斑块。在玫瑰痤疮的治疗中，它也被证明有明确的疗效，尤其对于阵发性潮红或持续性红斑的改善优于丘疹和脓疱（图 7-3）。常用剂量为 100~200mg/ 次，每天 1~2 次。我们的研究还发现，羟氯喹在玫瑰痤疮的治疗中，与多西环素的疗效相当，可能是通过抑制肥大细胞的激活来发挥作用。

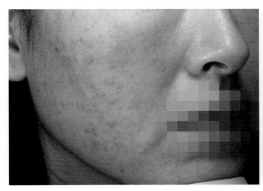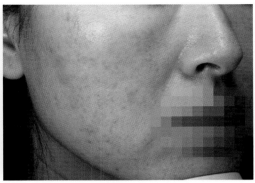

图 7-3 羟氯喹治疗前后（2 个月）

羟氯喹在临床应用中副作用较低，其中眼部副作用最容易引起患者的重视。同时由于玫瑰痤疮患者通常伴有眼部症状，对于眼部症状明显的玫瑰痤疮患者可考虑给予用药前眼部检查，以降低用药风险。

但由于羟氯喹在玫瑰痤疮治疗中的建议用药时间是 8~12 周，目前尚无确切的研究表明需要对用药的患者进行普遍的眼部检查。

（四）血管收缩剂

卡维地洛是一种新型的非选择性 β 受体阻滞剂，主要通过抑制血管周围平滑肌上 β 肾上腺受体而起到收缩皮肤血管的作用，同时可以适当减慢心率，减缓患者的紧张情绪。有多项研究证明其在治疗严重且对治疗有抵抗的红斑和潮红中前景较好。常用剂量为 3.125~

6.250mg/ 次, 每天 2~3 次。尽管患者耐受性良好, 但应该警惕低血压和心动过缓的发生。由于口服此类药物的安全性缺乏大样本观察, 所以目前首选采用同类外用药物用于控制面部潮红、灼热或非常不明显的持续性红斑。

(五) 抗焦虑药物

面部状态在我们的自尊心, 以及与他人的互动中扮演着重要角色, 然而对玫瑰痤疮患者心理状况影响的研究有限。临床医师似乎低估了玫瑰痤疮对社会心理健康和整体生活质量的负面影响。然而, 诸如压力、焦虑等心理因素甚至会加重玫瑰痤疮的潮红, 形成恶性循环。研究表明, 玫瑰痤疮中的面部红斑对健康相关生活质量 (HRQoL) 的损害远大于炎症性丘疹脓疱等。此外, 玫瑰痤疮患者通常表现出较低的自尊心, 与其他人群相比, 焦虑症的发生率更高。

抗焦虑类药物如氟哌噻吨美利曲辛片、阿普唑仑、地西泮片、米氮平、帕罗西汀等可有效缓解长期精神紧张或过度焦虑等症状, 可以有效缓解部分治疗效果不好的玫瑰痤疮的潮红, 对于部分患者的持续性红斑也是一种值得尝试的有效方法。但是由于这一类药物都存在有嗜睡、反应迟缓及胃肠道不适等副作用, 用药前需要充分评估用药的必要性, 一般建议在难治性玫瑰痤疮中尝试使用。并且在使用前, 建议患者最好在正规的心理门诊进行专业的心理状态评估及诊断。

二、外用药物治疗

玫瑰痤疮作为一种具有基因遗传背景的面部炎症性皮肤病, 容易反复发作, 不易完全"根治"。考虑到口服药物的副作用, 临床上也鼓励患者采用外用制剂来控制短期出现的、轻度的症状 (如潮红, 小面积丘疹或脓疱) 及难以完全消退的持续性红斑。外用药物可根据患者的主要期望改善的症状来采用。比如, 丘疹、脓疱可以采用甲硝唑、克林霉素软膏等治疗; 潮红可以采用血管收缩剂治疗; 炎症性红斑据报道可以采用钙调磷酸酶抑制剂治疗; 在稳定期可以采用保湿霜来维持皮肤屏障的稳定状态。以下对不同类别的外用药物在玫瑰痤疮中的应用分别进行阐述。

(一) 抗炎、抗菌类药物

(1) 外用甲硝唑: 尚不清楚甲硝唑改善玫瑰痤疮的机制, 但这种机制可能涉及抗菌或抗氧化及杀灭毛囊蠕形螨的特性。有研究发现外用甲硝唑能有效地治疗炎症性丘疹和脓疱, 还可能有助于改善面部持续性红斑。多数患者的炎症性病变在治疗仅 2~4 周后就可以看到症状的改善, 但通常要在治疗 8~9 周后才能获得最佳疗效。但是停用甲硝唑后往往容易出现复发, 因此通常需要长期治疗。外用甲硝唑通常耐受良好, 最常见的不良反应有局部刺激、干燥和刺痛感。可供使用的外用甲硝唑有: 0.75% 的乳膏或凝胶、1% 的乳膏或凝胶及 0.75% 的洗剂。不同于 1% 的剂型 (1 次 /d), 0.75% 剂型推荐 2 次 /d。然而, 外用甲硝唑的产品浓度、使用频率和赋形剂 (乳膏、凝胶或洗剂) 对疗效的影响可能并不显著, 且数据表明应用 0.75% 的甲硝唑 1 次 /d 可能就已足够, 但这一结论有必要进行大样本研究。建议根据患者偏好和耐受性选择药物赋形剂。

（2）**外用壬二酸**：壬二酸是一种天然存在的二元羧酸，具有抗炎和抗氧化的特性。与甲硝唑类似，壬二酸不仅能改善丘疹性和脓疱性病变，还可能减轻红斑。壬二酸对玫瑰痤疮的作用机制尚不完全清楚。有研究显示可能与降低抗菌肽和激肽释放酶5（这两者是发生玫瑰痤疮的潜在促成因素）有关。此外，也有报道显示壬二酸活化过氧化物酶体增殖物激活受体 γ（peroxisome proliferator-activated receptor-gamma，PPAR-γ）实现对炎症反应的调控是另一种潜在作用机制。壬二酸带来的初始改善可能在使用的最初数周内观察到。更好的结果通常在治疗 12~15 周后出现。尽管壬二酸说明书推荐 2 次 /d，但是一项纳入了 72 例接受 15% 凝胶治疗的患者的随机试验没有发现 1 次 /d 与 2 次 /d 剂量之间的疗效差别，这提示使用 1 次 /d 可能足以改善症状，且两组中的不良反应的发生率和治疗的耐受性均相近。壬二酸最常出现的副作用是用药后的皮肤不适，两项随机试验共纳入了 333 例接受 15% 壬二酸凝胶治疗的患者，其中 38% 的患者报告有烧灼感、瘙痒感或刺痛感。大多数患者的症状是暂时的且为轻度至中度，只有不到 1% 的患者有严重、持续性的不适感。甲硝唑和壬二酸均是丘疹脓疱型玫瑰痤疮一线外用治疗的合理选择。研究发现壬二酸治疗丘疹脓疱型玫瑰痤疮的疗效似乎至少与甲硝唑相当，甚至有试验已证实前者疗效更优越。但与壬二酸相比，0.75% 甲硝唑凝胶（最便宜的甲硝唑制剂）的成本更低，这点支持首先使用甲硝唑。此外因发现使用壬二酸疗程早期刺激发生相当频繁，所以我们也更倾向将甲硝唑用于有严重面部敏感的患者。目前尚缺乏壬二酸在国内人群中应用的临床数据。

（3）**外用伊维菌素**：伊维菌素是一种具有抗炎和抗寄生虫性质的药物。外用 1% 伊维菌素乳膏治疗丘疹脓疱型玫瑰痤疮得到了两项赋形剂对照随机试验的支持，这两项试验证实了该药在中度至重度丘疹脓疱型玫瑰痤疮患者中的疗效，于 2014 年被 FDA 批准用于治疗丘疹脓疱型玫瑰痤疮。此外，也有报道显示，相对于外用甲硝唑或壬二酸，外用伊维菌素能够更有效地减少炎症性病变，且治疗后缓解时间更长及有更好的成本效益。虽然初步试验的结果令人鼓舞，但还需要进一步的研究才能认为伊维菌素是一种优于外用甲硝唑和外用壬二酸的一线治疗药物。一项长期安全性研究发现，外用 1% 伊维菌素乳膏可安全有效地治疗长达 52 周，并且耐受性良好，最常见的治疗相关不良事件（如皮肤灼烧感、瘙痒、皮肤干燥和皮肤刺激）发生率都很低（<2%）。

（4）**氯菊酯**（permethrin）：虽然尚不明确蠕形螨与玫瑰痤疮之间的因果关系，但是外用氯菊酯（一种抗寄生虫药）可能有益于治疗玫瑰痤疮。一项纳入 63 例丘疹脓疱型玫瑰痤疮患者的随机试验比较了氯菊酯、甲硝唑凝胶与安慰剂的治疗效果，发现氯菊酯带来的改善与甲硝唑相当，并且优于安慰剂。由于蠕形螨毛囊炎与玫瑰痤疮有着很大的临床相似性，所以这些结果的真实性可能存疑。长期使用氯菊酯的安全性也尚不明确。

（二）血管收缩剂

多种血管收缩药物已被用于尝试减少潮红、持续性红斑及灼热等不适，主要报道集中在外用溴莫尼定和羟甲唑啉，也有极少数医师采用噻吗洛尔来治疗潮红。然而，这些药物对玫瑰痤疮的临床应用依然不够广泛，临床疗效数据有限，安全性也有待评估。

（1）**外用溴莫尼定**：酒石酸溴莫尼定是一种用于治疗开角型青光眼的血管收缩性 α-2

肾上腺素能受体激动剂,它已经兴起成为一种针对玫瑰痤疮相关性面部红斑的治疗。2013年美国 FDA 批准了 0.33% 溴莫尼定凝胶用于治疗玫瑰痤疮的持续性(非暂时性)面部红斑。该药物外用时的疗效得到了 Ⅱ 期和 Ⅲ 期随机试验结果的支持。使用 0.33% 溴莫尼定外用凝胶的耐受良好,最常见的不良反应是红斑、潮红、皮肤烧灼感和接触性皮炎。用药后数小时出现严重的、暂时性、反弹性红斑已有报道。同时在长时间使用溴莫尼定的部位邻近的皮肤发生持续性红斑的情况也有相关报道。

目前,尚未有专门研究溴莫尼定对玫瑰痤疮丘疹脓疱型病变作用的报道。在评估外用溴莫尼定对面部红斑疗效的随机试验显示,外用溴莫尼定似乎不会改善玫瑰痤疮的丘疹脓疱型病变。笔者团队的经验表明,溴莫尼定对治疗丘疹脓疱型病变无效。同时,尚无高质量的随机试验评估这些治疗对仅为红斑毛细血管扩张型患者的疗效。尤其单纯明显的毛细血管扩张经药物治疗获得改善的可能性不大,因此最好采用光电疗法予以处理。

因考虑到肾上腺素受体 α-2 激动剂治疗期间有加重血管功能不全和低血压的风险,所以有下述病症的患者慎用:抑郁症、脑部或冠状动脉功能不全、雷诺现象、直立性低血压、血栓闭塞性脉管炎、硬皮病、干燥综合征和严重心血管疾病。也建议正在接受抗高血压药物、强心苷、中枢神经系统抑制剂和单胺氧化酶抑制剂治疗的患者慎用。注意由于血管受体的个体化差异,过度使用溴莫尼定可能导致严重的不良反应,应该予以避免。

(2)外用羟甲唑啉:盐酸羟甲唑啉主要是肾上腺素能 α-1 受体激动剂,通过收缩血管周围平滑肌而达到收缩血管的作用。2017 年美国 FDA 新批准 1% 盐酸羟甲唑啉乳膏用于成人玫瑰痤疮持续性面部红斑的治疗。报道显示,局部外用羟甲唑啉能有效减轻玫瑰痤疮患者面部红斑和潮红症状。另有研究发现,羟甲唑啉具有一定的抗炎作用,可抑制 5- 脂氧合酶、减少白三烯 B4 等促炎细胞因子的产生,进一步抑制玫瑰痤疮丘疹和脓疱的形成。但是,因研究数据有限,故其剂量 - 反应模式、功效、耐受性及安全性,包括可能的快速耐受和反弹仍有待大规模随机试验的评估。

(3)外用钙调磷酸酶抑制剂:钙调磷酸酶抑制剂(临床常用的是他克莫司和吡美莫司)是一种针对 T 细胞和肥大细胞的细胞因子抑制剂,不仅可抑制 Th1 及 Th2 细胞因子释放(IL-2、INF-γ、IL-4、IL-8 和 IL-10 等),也可通过抑制肥大细胞脱颗粒(组胺酶、胰蛋白酶和己糖胺酶等),从而抑制 TNF-α 的产生及阻止促炎因子的释放。有文献报道钙调磷酸酶抑制剂可有效治疗类固醇引起的玫瑰痤疮样皮炎。但是目前尚不明确外用钙调磷酸酶抑制剂(他克莫司和吡美莫司)在玫瑰痤疮中的作用,有多项文献报道两种钙调磷酸酶抑制剂可有效治疗红斑毛细血管扩张型玫瑰痤疮,但是关于丘疹脓疱型玫瑰痤疮,多项试验显示两种钙调磷酸酶抑制剂对其治疗效果欠佳,仅有少量文献报道吡美莫司对其治疗有效,而他克莫司尚未有文献报道对治疗有明显改善。

除了出现灼热、刺痛感等不良反应外,有文献报道称使用他克莫司或吡美莫司 4 个月以上可出现玫瑰痤疮样皮炎,且曾有文献报道该皮炎经过 4~8 周治疗无明显好转,至少需要12 周才能改善。所以临床使用钙调磷酸酶抑制剂治疗玫瑰痤疮仍需谨慎,要避免长期使用,遵循少量使用、逐步减量的原则,以免出现反跳。

（三）其他

（1）外用维A酸：已知外用维A酸类药物具有抗炎和细胞外基质修复的特性，目前已经对外用维A酸治疗丘疹脓疱型玫瑰痤疮的疗效进行了研究，但所得结果各异。一项为期12周的随机试验纳入了55例丘疹脓疱型玫瑰痤疮患者，该试验比较了0.1%阿达帕林凝胶与0.75%甲硝唑凝胶的疗效，结果发现阿达帕林更大幅度地减少了炎症性皮损。不同于甲硝唑，阿达帕林并未使红斑出现明显改善。一项小型随机试验（$n=22$）比较了0.025%维A酸乳膏治疗与口服异维A酸治疗的疗效，尽管在该试验中观察到了外用维A酸治疗后丘疹脓疱性病变有所改善，但是后来的一项比较一日1次使用一种凝胶（含0.025%维A酸和1.2%克林霉素）与使用安慰剂的随机试验（$n=79$）没有发现两组间丘疹脓疱性病变疗效的差异有统计学意义。尚需额外的研究以证实外用维A酸对丘疹脓疱型玫瑰痤疮的疗效。皮肤刺激是外用维A酸的一种潜在不良反应。考虑到中国人在皮肤修复能力上与国外人种的差异，大多数人无法承受外用维A酸的刺激作用，因此不作为玫瑰痤疮治疗外用药物的推荐药物。

（2）外用过氧苯甲酰、阿奇霉素、克林霉素：尚有研究发现过氧苯甲酰、阿奇霉素、克林霉素对玫瑰痤疮患者炎症性红斑和丘疹脓疱具有疗效。一项为期12周的随机试验纳入了53例丘疹脓疱型玫瑰痤疮患者，研究发现相比于赋形剂，一种含5%过氧苯甲酰加1%克林霉素的凝胶能更好地减少丘疹脓疱（平均减少百分比71% vs 19%）、红斑和潮红。使用克林霉素或红霉素进行单药治疗也可能获益；一项纳入43例丘疹脓疱型玫瑰痤疮患者的随机试验显示，克林霉素洗剂与口服四环素疗效相当，且一项纳入16例患者的前瞻性研究，外用阿奇霉素能有效清除丘疹和脓疱。

（3）外用氨甲环酸：皮肤屏障功能障碍和炎症反应是玫瑰痤疮发病的关键环节，研究发现外用氨甲环酸不仅可以通过抑制丝氨酸蛋白酶的活性和抗菌肽LL-37的表达改善玫瑰痤疮患者受损的屏障功能，而且可通过调节免疫反应和血管生成改善玫瑰痤疮炎症性红斑。

一项为期2周的随机试验纳入了30例玫瑰痤疮患者（红斑毛细血管扩张型和丘疹脓疱型各15例），研究发现相比于赋形剂，外用3%氨甲环酸能更好地改善红斑、减少丘疹数目、升高角质层含水量、降低经表皮失水（TEWL）值和pH值，其改善了角质层的完整性，有利于玫瑰痤疮患者皮肤屏障功能的恢复以及炎症反应的减轻。因此氨甲环酸被认为可能对于玫瑰痤疮的炎症性红斑明确有效，成为了玫瑰痤疮治疗的重要辅助用药（图7-4）。

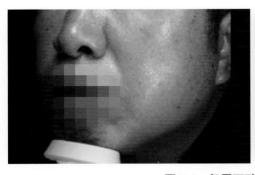
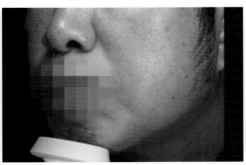

图7-4 氨甲环酸湿敷前后（45天）

对于期望采用外用疗法迅速短期改善面部轻度红斑的患者,我们建议在医师指导下短时间外用溴莫尼定治疗或可作为急性期缓解的方法,但其反跳效应不宜控制,所以不建议反复多次使用。在使用过程中,"逐步减量"的停药方式对于防止面部红斑反跳具有很大意义。而氨甲环酸起效较慢,一般至少需要 2 周,但对于面部炎症性红斑的疗效肯定且较为安全。较少数据支持将用于丘疹脓疱型玫瑰痤疮的治疗方法(如外用甲硝唑、外用壬二酸或口服亚抗菌剂量的多西环素)直接用于治疗红斑毛细血管扩张型玫瑰痤疮的持续性面部红斑。根据笔者团队的经验,使用这些治疗很少能获得满意的疗效。

对于以丘疹和脓疱为主要特征的轻、中度玫瑰痤疮的患者,我们建议外用甲硝唑或壬二酸治疗。外用伊维菌素和外用氯菊酯是替代的外用治疗,但国内相关的临床经验不足。

至于其他的外用药物,如争议较大的钙调磷酸酶抑制剂及存在刺激性的异维 A 类外用药物等,建议完全按医师的处方使用。同时处方医师在使用前,必须要进行充分说明,并告知患者不可自行购药及使用。

三、皮下注射药物

肉毒毒素自 1979 年首次应用于治疗斜视以来,凭借其安全性及实用性,应用范围从眼科扩展到神经内科、皮肤科及整形美容科等。基于肉毒毒素早期用于改善 Frey 综合征潮红、出汗等症候群,其治疗范围也拓宽至玫瑰痤疮领域。2012 年 A 型肉毒毒素首次被报道应用于玫瑰痤疮的治疗,能有效改善患者面部潮红与红斑。从其机制上说,肉毒毒素通过抑制神经末梢乙酰胆碱的释放,进而抑制玫瑰痤疮相关的炎症因子和神经肽(如 P 物质、降钙素基因相关肽、垂体腺苷酸环化酶激活肽)的释放而发挥减轻炎症、改善面部血管神经功能紊乱的功效;同时,肉毒毒素还可以抑制肥大细胞脱颗粒、下调 TRPV1,从而改善面部瘙痒及灼热等不适。在临床上,肉毒毒素对于玫瑰痤疮潮红及红斑有明确疗效,Bloom 等人用 A 型肉毒毒素(15~45U)对 15 例面部红斑毛细血管扩张型玫瑰痤疮患者进行皮内注射,93% 的患者面部红斑得到改善,并且未发现严重的红斑加重及反弹等现象(图 7-5)。肉毒毒素治疗玫瑰痤疮的方案目前缺乏明确的依据支持,各个报道的剂量、疗程、注射方式都不尽相同。临床观点比较一致的是在红斑区域进行皮下注射,注射点位间隔 1cm,剂量 1U 左右。肉毒毒素治疗中主要副作用为轻微的疼痛和局部淤血,可自行恢复。

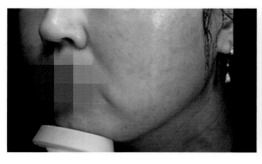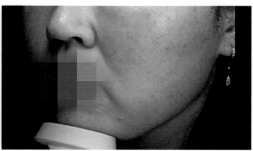

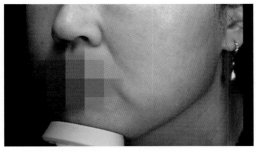

图 7-5　肉毒毒素注射治疗玫瑰痤疮 1 次前后（治疗前,治疗后 1 个月、3 个月）

 第三节　**玫瑰痤疮的非药物治疗**

一、光电治疗在玫瑰痤疮治疗中的应用

玫瑰痤疮好发于面部,对患者的生活质量具有较大的影响,治疗上受到患者重视度较高。虽然临床试验显示该病口服/外用药物的治愈率在 13.6%~24% 之间,但患者往往对治疗上有较高的要求。比如,对于要求受热后完全不红,化妆后不复发,甚至于要求面部没有一根血管,这类要求往往导致患者对于药物治疗的效果不尽满意,而促进了光电治疗在玫瑰痤疮治疗领域的发展。很多医师在治疗过程中主要把光电定位为毛细血管增生的"消除",这往往容易导致病情反跳。这一反跳的原因,可能与血管封闭后短期内水肿和炎症的反应性加重和皮肤屏障功能的进一步紊乱有关。部分医师也发现,有的患者在短暂的加重期后,反而可能达到很好的治疗效果。但是多数患者并不能接受过重的光电治疗反应,哪怕是暂时性的。所以在玫瑰痤疮的治疗中,虽然可以应用的非药物治疗手段多样,但是如何进行个体化治疗权衡是医师治疗前应该思考的问题。

（一）低能射频

低能射频在玫瑰痤疮的治疗中和普通射频的作用机制不完全相同。普通射频通常通过热能作用于皮肤胶原,触发皮肤胶原重建的生理过程,从而达到皮肤年轻化的目的。而低能射频修复通过热能发挥抗炎、稳定神经等作用,从而可应用于神经系统、心血管系统及慢性炎症的治疗。低能射频的这些作用,均可改善皮肤炎症,缓解皮肤敏感状态,这对于持续性红斑为主要表现的玫瑰痤疮具有良好的治疗效果;同时低能射频仪可结合水乳,通过射频场能量充分乳化水乳作用,从而形成较好的模拟类似"皮脂膜"的环境,促进皮肤机体的自身修复作用,效果明显优于单纯外用医用功效性护肤品,在玫瑰痤疮的皮肤屏障功能修复治疗中效果明显（图 7-6）。我们在低能射频治疗中发现,同时给予高浓度氧治疗可以明显提高患者单次治疗的效果,这可能与氧气的供给能部分纠正玫瑰痤疮患处的缺氧环境,从而使血管的功能得到部分恢复并减轻局部的炎症有关。同时这一治疗,能在最小刺激的情况下,对患者的神经系统起到一定程度的安抚作用,即刻缓解患者刺痒、刺痛及红热感,治疗安全程度高。我们曾针对此类治疗方式做过小样本临床观察,发现低能射频治疗 1 次即刻就可以使持续性红斑减退,这一效应可维持至少 15 天。一般治疗频次维持在 10~15 天一次,要注意过度的射频治疗也同样可以导致皮肤屏障受损。对于肿胀明显的玫瑰痤疮,使用后可能出现短暂的肿胀加重,一般 1 周内可以自行消退。但患者往往不能接受这种一过性加重,导致情绪紧张焦虑,面部症状随之加重,所以对于存在明显肿胀的患者,往往需要充分的术前沟通。

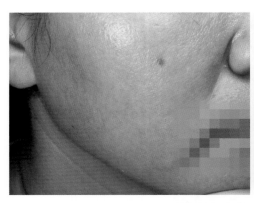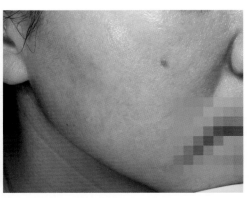

图 7-6　射频修复治疗玫瑰痤疮 1 次前后(即刻)

(二)红黄光治疗

低能量激光治疗(low level laser therapy,LLLT)在医学领域的应用范围很广泛,可用于改善组织修复(皮肤、肌肉、神经、骨等创伤),减少局部组织炎症和疼痛。在高输出功率状态下,通常应用于深部组织创伤治疗和镇痛;而较低输出功率下,则用于促进较浅组织愈合。被采用治疗玫瑰痤疮的黄光波长一般在 560~590nm 范围内,红光范围一般在 610~750nm,部分近红外波长(如 830nm)也被用于此类治疗仪器中。而其中 590nm 波长的发光二极管光源(light emitting diode,LED)主要可通过调节细胞代谢和胶原重排,促进创面愈合、组织修复,并具有一定的抗炎退红作用;635nm 波长的低能激光能消除组织水肿,降低 LL-37、KLK5 和 TLR2 等炎症相关指标;而 830nm 半导体激光具有调节免疫、促进愈合、减少炎症、改善微循环的作用。红黄光结合的 LED 仪器治疗玫瑰痤疮时,主要应用于存在明显红斑肿胀的急性发作期,能迅速缓解红肿症状,改善患者肿胀不适感,有效的舒缓其自觉症状,对于皮肤屏障极其脆弱的患者(这类患者多数不能耐受低能射频修复及其他光电治疗,同时药物治疗效果有限)具有促进修复的作用(图 7-7)。红光的热效应会引起短暂的红斑加重,导致患者的焦虑加重,而无法继续治疗。一般在玫瑰痤疮的治疗中建议隔日 1 次治疗 3~5 次,患者的红肿现象会有明显改善。

(三)强脉冲光(intense pluse light,IPL)

强脉冲光是一种宽光谱的光电设备,通过滤光片的波段选择来达到部分光源的筛选作用。关于强脉冲光的研究很多,最早期应用于鲜红斑痣等血管性疾病的治疗上,疗效明确。美国斯坦福大学基因研究小组经过十年对 BBL(broad band light)的研究证实,长期的强脉冲光治疗,可令皮肤 RNA "逆转",呈现出更年轻的皮肤,能有效减少弹性组织变性,促使更

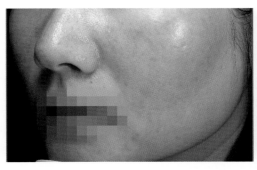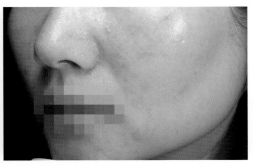

图 7-7　红黄光治疗玫瑰痤疮 1 次前后（即刻）

多有序统一的胶原蛋白产生；同时能够改善皱纹、色素和血管性病变。从治疗面部皮炎的原理上说，强脉冲光具有明确的抗炎、抗血管增生作用，对皮肤刺激性小，对皮肤屏障损伤低，无明显即刻治疗反应。在强脉冲光治疗过程中，如何掌握能量的平衡，既做到全面部抗炎退红，又可以对部分扩张的细小血管进行封闭消退，是治疗的难点。强脉冲光治疗仪器多种多样，在脉宽、发射模式及冷却模式等方面都各不相同。比如 BBL 由于其治疗起效能量低，诱发玫瑰痤疮的可能性相对较小；而精准光（delicate pulse light，DPL）采用窄光谱，剔除了红外段的光段，同时脉宽较短，产生热能低，不易诱导 TRPV1 通道的激活，皮肤屏障损伤也较低，对血红蛋白选择性高，因此对于持续性红斑和毛细血管扩张的治疗效果也很明确。医师根据设备及患者情况的不同，进行个体化的参数选择，是强脉冲光治疗操作中的要点。治疗参数的选择，决定于医师的治疗理念，所以每次治疗前都需要对患者的红斑、水肿、自觉灼热的情况，甚至对后期治疗的期待值进行充分的评估，以起到尽可能减少医源性玫瑰痤疮发作的可能。

（四）脉冲染料激光

脉冲染料激光（pulsed dye laser，PDL）由于其波长明确的血红蛋白选择性，足够的穿透深度，优越的冷凝剂喷雾冷却模式在血管性疾病的治疗中占有明显优势，比如鲜红斑痣、毛细血管扩张。大部分关于染料激光在玫瑰痤疮治疗中的应用，主要是针对单纯的血管扩张。研究表明，染料激光可减少玫瑰痤疮患者 85% 的病变血管，同时部分病例会出现潮红减少的情况。染料激光优点在于其能量输出靶向于血红蛋白，因此其选择性较强脉冲光更高。在早期增生肥大型玫瑰痤疮合并毛细血管扩张的患者中，染料激光的治疗不仅可以减少鼻部周围的毛细血管，也可以延缓鼻部的肥大增生。同时染料激光除了对毛细血管扩张及持续性红斑有显著疗效，其治疗后丘疹脓疱也会得到一定改善。有报道表明染料激光治疗后患者皮肤中 P 物质明显降低，从而减少皮肤炎症，血管功能得到新的平衡。紫癜为染料激光术后最常见不良反应，对患者日常生活产生明显影响，短脉宽（0.45ms）染料激光术后存在持续 1~2 周的紫癜。而增加脉宽（6ms）可降低峰值能量，这种较慢的热损伤对毛细血管壁的破坏作用降低，红细胞泄漏减少，在保证临床疗效的同时减少了紫癜的出现。为了缩短患者停工期及提高患者满意度，大光斑（15mm）或长脉宽（40~50ms）染料激光被逐渐应用于临床治疗玫瑰痤疮。事实上在我们的临床应用中，也更倾向采用无紫癜的治疗模式来达到光热抗炎、部分损伤血管、最大限度保护屏障功能的目的。

（五）射频微针

射频微针是在临床使用时间相对较短。它在通过可调节长度的矩阵排列的微针（一般最长可达 3mm）穿透皮肤,将射频产生的热能直接传递到皮肤深层。由于表皮与真皮的电导不一致,热能主要集中在皮肤深层,从而可以更好地保护表皮。射频微针的作用机制还需要更为深入的研究,部分研究显示其诱导生长因子释放来促进角质形成细胞和成纤维细胞的迁移和增殖、减少炎症因子（NF-κB,IL-8 和 VEGF）分泌;射频微针治疗前后,还观察到与玫瑰痤疮发病相关的标志物（TLR2 和 LL-37）减少;射频产生的热量可能会杀死螨虫或细菌,从而导致过度激活的先天免疫系统受到抑制;同时射频微针治疗后 TRPV 的表达明显减少,从而潮红和主观症状（烧灼感或刺痛感）得到改善。从以上多个研究结果可以发现,射频微针可以通过干预玫瑰痤疮发病的多个环节,多维度地对玫瑰痤疮进行综合治疗（图7-8）。但是由于射频微针治疗的表皮反应不明显,在能量较高的情况下有可能出现玫瑰痤疮的加重。目前有个案报道表明接受射频微针面部年轻化治疗的患者出现玫瑰痤疮的诱发,说明射频微针具体治疗方案和机制还有待进一步研究。

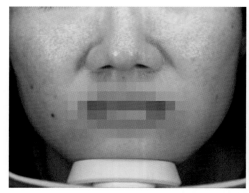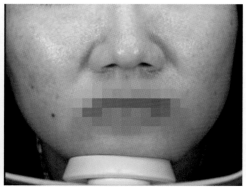

图 7-8　射频微针治疗玫瑰痤疮 3 次前后（半年）

（六）气化型激光及外科治疗

早期手术或电刀治疗明显的鼻部增生肥大运用较多,近年来,气化型激光是针对明显增生肥大型玫瑰痤疮患者的首选治疗方式。主要使用的激光设备包括 CO_2 激光和 Er:YAG 激光。

在一项样本量为 124 例患者的研究中,118 名患者中均获得了良好的效果。仅 4 例出现了瘢痕和色素沉着,以及 2 例出现毛孔粗大的副作用。为了更好地估计激光治疗的深度,临床多用治疗后皮脂的排出作评估治疗深度的参考指标,即治疗过程中挤压鼻部皮肤不再出现皮脂排出作为治疗终点。

相对于 CO_2 激光,Er:YAG 激光的表皮重建时间较短,发生色沉、瘢痕等副作用也较 CO_2 激光低,但其术中出血概率较 CO_2 激光高。此外,有报道表明 Er:YAG/CO_2 激光的组合已成功用于治疗六例增生肥大型玫瑰痤疮的患者。有相关报告联合两种激光治疗来降低不良反应的发生风险,但在实际临床中应用价值不大。

(七) 1 064nm 激光

波长 1 064nm 激光以色素和水为主要的靶组织,在色素疾病、皮肤衰老治疗中运用广泛。其中长脉宽 1 064nm 激光在丘疹脓疱型玫瑰痤疮中具有较好的治疗效果。其他脉宽级别的 1 064nm 激光也被用于玫瑰痤疮红斑表型的治疗,但缺乏客观临床的数据。

二、光电治疗在玫瑰痤疮治疗中的常见副作用

不论任何光电治疗,在治疗过程中都不可避免存在轻度红斑、水肿及皮肤屏障损伤等副作用。事实上,光电治疗玫瑰痤疮,在思路上多数是采用光电诱导微小损伤,激发机体本身的自我修复的一个过程。所以,在治疗中,如何达到"破立平衡"是治疗的要点。由于过度治疗,导致医源性玫瑰痤疮发作或皮肤敏感状态,在临床上并不少见。最常见的早期副作用,是皮肤敏感状态诱发、易红易热的程度和频率上加重。但是这个阶段,往往得不到患者和部分医师的重视,继续采用过度的治疗进行所谓的"修复",非常容易导致医源性损伤。这种"平衡"的把握,取决于医师的判断、操作水平和患者的心态,所以建议患者在治疗医师处就诊,不要频繁更换医师,要有良好的治疗心态。同时光电术后的修复药品及护肤品的使用也非常重要。比如凝胶型生长因子,具有保湿和促皮肤修复能力,部分氨甲环酸类产品或植物抗炎类产品也有类似功效。

三、化学剥脱治疗在玫瑰痤疮治疗中的应用

(一) 果酸

果酸在痤疮、黄褐斑等皮肤损容性皮肤病中应用广泛。它具有角质溶解,调节油脂分泌、光保护、增加皮肤水合度和调节胶原合成和基质降解等作用。而玫瑰痤疮的患者常合并患有痤疮,当患者使用治疗痤疮的外用药物时,由于药物的刺激性伤害皮肤屏障很容易诱发加重玫瑰痤疮的红热症状。对于合并有痤疮,尤其是较多粉刺的玫瑰痤疮患者,果酸在溶解角质、控制油脂、消除粉刺的同时,对玫瑰痤疮的炎症性红斑也有明显改善。由于果酸对皮肤屏障的损伤较低,应用于玫瑰痤疮的治疗较为安全。但即使如此,我们依然要注意玫瑰痤疮伴有的潮红症状在治疗过程中是否加重,潮红症状自觉加重是判断是否继续进行果酸治疗的重要指征。另外,果酸对于油性肤质的玫瑰痤疮患者更为安全,而在干性皮肤患者,要谨慎的选择是否使用果酸治疗。

(二) 水杨酸类制剂

水杨酸从柳树皮等植物中提取,属非甾体类抗炎物质,具有抗炎、杀菌、低浓度双向调节角质细胞、高浓度剥脱角质细胞及美白等作用。水杨酸可以使丘疹、脓疱在短期内迅速干燥,减少红斑,且水杨酸还能刺激成纤维细胞,促进胶原纤维和弹力纤维的生成,改善真皮致密度与皮肤弹性,进而改善玫瑰痤疮患者的毛细血管扩张。但由于传统水杨酸易溶于乙醇,会对皮肤造成刺激,且性质不稳定,易重结晶,因此在玫瑰痤疮中的应用中受到一定限制。我国一项样本量为 35 例的临床研究表明,水杨酸对红斑毛细血管扩张型以及丘疹脓疱型玫瑰

痤疮受损的皮肤屏障具有保护作用,同时有较好的临床疗效。水杨酸对于丘疹脓疱和红斑的疗效较为明显,而对于单纯潮红或鼻部肥大为主要表现的患者疗效有限(图7-9)。

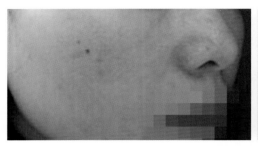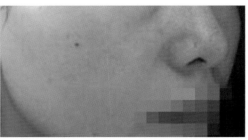

图 7-9 水杨酸治疗玫瑰痤疮 3 次前后(半年)

除了以上常见的治疗手段以外,临床上还有许多新型的方法在进行尝试治疗,如富血小板血浆局部注射治疗、中医放血治疗、中医针灸治疗等,但这些治疗都处于探讨研究的阶段,需要更多的临床数据的验证和治疗机制的研究。同时在关于玫瑰痤疮治疗的方法、疗程、治疗时间等治疗细节的把握,目前仍缺乏规范性的指导性意见。这也是我们在治疗学上需要进一步研究的课题。

第四节 玫瑰痤疮不同皮损表现治疗方案的选择

一、持续性红斑

1. **轻度持续性红斑** 无须特殊药物治疗,只需修复皮肤屏障,做好防晒,稳定情绪等。

2. **中重度持续性红斑** 口服抗微生物类药物(如多西环素或米诺环素)、羟氯喹等对于红斑的消退具有一定的作用。配合使用修复皮肤屏障的保湿类护肤品,严重者可使用 0.5% 酒石酸溴莫尼定凝胶(可能出现红斑加重的情况)。在皮损稳定期,可考虑使用 IPL、PDL 或 Nd∶YAG 激光治疗毛细血管扩张,从而达到减轻红斑的作用。射频修复治疗也可用于非肿胀型玫瑰痤疮的红斑治疗,具有较好的疗效。伴有明显肿胀、灼热的患者,可选用 LED 红黄光治疗缓解肿胀。

3. **持续性红斑伴明显阵发性潮红或灼热** 对于中重度红斑伴有明显潮红、灼热感强烈的患者,除了上述治疗外,可考虑服用卡维地洛。对有明显焦躁、忧郁、失眠等的患者可在心理科或精神科医生指导下短期服用抗抑郁药物。而对于局部与系统治疗无效的患者,可考虑使用 A 型肉毒毒素于红斑区域行皮内注射。

二、丘疹、脓疱

1. **轻度丘疹、脓疱** 可选用甲硝唑、壬二酸、克林霉素、红霉素或伊维菌素外用制剂。治疗评估在 8~12 周后进行。如果已达到疗效,可继续使用外用药物维持治疗达到期望疗效。

如治疗效果不佳,可考虑联合系统抗生素和/或羟氯喹治疗。

2. 中重度丘疹、脓疱 国内首选口服多西环素或米诺环素或联合口服羟氯喹,次选口服克拉霉素、阿奇霉素或甲硝唑。若上述药物口服4~8周效果不佳,考虑改用口服异维A酸治疗。可配合外用甲硝唑、壬二酸、伊维菌素、克林霉素、红霉素或水杨酸等外用制剂。

三、毛细血管扩张

在丘疹脓疱或红斑的炎症控制较稳定的情况下选择使用IPL、PDL或Nd:YAG激光治疗毛细血管扩张,但治疗可能会诱发或加重玫瑰痤疮的红斑、丘疹或脓疱。

四、增生肥大

首选口服异维A酸胶囊。对伴有丘疹、脓疱者,可同时口服克拉霉素等抗微生物药物,配合外用甲硝唑、壬二酸、伊维菌素乳膏、克林霉素或红霉素等外用制剂。对伴有毛细血管扩张者,可使用PDL、长脉宽Nd:YAG激光、IPL或外科划痕术。对形成结节状肥大者,可使用CO_2激光、铒激光治疗或外科切削术及切除术。

五、眼部症状

多数伴有眼部症状的玫瑰痤疮患者,系统治疗缓解皮肤症状的同时,眼部症状也会相应缓解,亦可配合环孢素滴眼液使用,但在感染期禁用。如果并发明显干眼症状,给予人工泪液;睑板腺相关角膜结膜病变时,应转至眼科在专科医生指导下治疗。

（简 丹）

🌹 参考文献

[1] TAN J,ALMEIDA L M,BEWLEY A,et al. Updating the diagnosis,classification and assessment of rosacea: recommendations from the global ROSacea COnsensus (ROSCO) panel [J]. Br J Dermatol,2017,176(2): 431-438.

[2] WEBSTER G,SCHALLER M. Ocular rosacea:a dermatologic perspective [J]. J Am Acad Dermatol,2013,69 (6 Suppl 1):S42-43.

[3] WEBSTER G,SCHALLER M,TAN J,et al. Defining treatment success in rosacea as 'clear' may provide multiple patient benefits:results of a pooled analysis [J]. J Dermatolog Treat,2017,28(5):469-474.

[4] DEL ROSSO J Q,WEBSTER G F,JACKSON M,et al. Two randomized phase Ⅲ clinical trials evaluating anti-inflammatory dose doxycycline (40-mg doxycycline,USP capsules) administered once daily for treatment of rosacea [J]. J Am Acad Dermatol,2007,56(5):791-802.

[5] DEL ROSSO J Q,SCHLESSINGER J,WERSCHLER P. Comparison of anti-inflammatory dose doxycycline versus doxycycline 100 mg in the treatment of rosacea [J]. J Drugs Dermatol,2008,7(6):573-576.

［6］DI NARDO A，HOLMES A D，MUTO Y，et al. Improved clinical outcome and biomarkers in adults with papulopustular rosacea treated with doxycycline modified-release capsules in a randomized trial［J］. J Am Acad Dermatol，2016，74（6）：1086-1092.

［7］VAN DER LINDEN M M D，VAN RATINGEN A R，VAN RAPPARD D C，et al. DOMINO，doxycycline 40 mg vs. minocycline 100 mg in the treatment of rosacea：a randomized，single-blinded，noninferiority trial，comparing efficacy and safety［J］. Br J Dermatol，2017，176（6）：1465-1474.

［8］NAKAMURA A，OSONOI T，TERAUCHI Y. Relationship between urinary sodium excretion and pioglitazone-induced edema［J］. J Diabetes Investig，2010，1（5）：208-211.

［9］MARKOU A G，ALESSANDRINI V，MURAY J M，et al. Rosacea fulminans during pregnancy［J］. Clin Exp Obstet Gynecol，2017，44（1）：157-159.

［10］LOVA NAVARRO M，SANCHEZ -PEDRENO GUILLEN P，VICTORIA MARTINEZ A M，et al. Papulopustular Rosacea：Response to Treatment with Oral Azithromycin［J］. Actas Dermosifiliogr，2018，109（6）：529-535.

［11］AKHYANI M，EHSANI A H，GHIASI M，et al. Comparison of efficacy of azithromycin vs. doxycycline in the treatment of rosacea：a randomized open clinical trial［J］. Int J Dermatol，2008，47（3）：284-288.

［12］JEAN LB. 皮肤病学［M］. 4 版. 朱学骏，译. 北京：北京大学医学出版社，2019：674.

［13］POHL L，KARSAI S，RAULIN C. Rhinophyma：Successful treatment with low-dose oral isotretinoin［J］. Hautarzt，2018，69（10）：853-856.

［14］PARK H，DEL ROSSO J Q. Use of oral isotretinoin in the management of rosacea［J］. J Clin Aesthet Dermatol，2011，4（9）：54-61.

［15］SCHALLER M，SCHOFER H，HOMEY B，et al. State of the art：systemic rosacea management［J］. J Dtsch Dermatol Ges，2016，Suppl 6：29-37.

［16］VAN ZUUREN E J，FEDOROWICZ Z，CARTER B，et al. Interventions for rosacea［J］. Cochrane Database Syst Rev，2015，28（4）：CD003262.

［17］刘英姿，谢红付，李吉，等. 羟氯喹治疗 60 例轻中度酒渣鼻的有效性及安全性临床观察［J］. 临床皮肤科杂志，2015，44（4）：254-257.

［18］赵廷元，肖世锋. 多西环素联合羟基氯喹治疗酒渣鼻［J］. 实用医药杂志，2011，28（1）：27-28.

［19］MARMOR M F，KELLNER U，LAI T Y，et al. Revised recommendations on screening for chloroquine and hydroxychloroquine retinopathy［J］. Ophthalmology，2011，118（2）：415-422.

［20］HSU C C，LEE J Y. Pronounced facial flushing and persistent erythema of rosacea effectively treated by carvedilol，a nonselective β-adrenergic blocker［J］. J Am Acad Dermatol，2012，67（3）：491-493.

［21］HSU C C，LEE J Y. Carvedilol for the treatment of refractory facial flushing and persistent erythema of rosacea［J］. Arch Dermatol，2011，147（11）：1258-1260.

［22］PIETSCHKE K，SCHALLER M. Long-term management of distinct facial flushing and persistent erythema of rosacea by treatment with carvedilol［J］. J Dermatolog Treat，2018，29（3）：310-313.

［23］BEWLEY A，FOWLER J，SCHOFER H，et al. Erythema of Rosacea Impairs Health-Related Quality of Life：

Results of a Meta-analysis[J]. Dermatol Ther(Heidelb),2016,6(2):237-247.

[24] BLOUNT B W,PELLETIER A L. Rosacea:a common,yet commonly overlooked,condition[J]. Am Fam Physician,2002,66(3):435-440.

[25] WU Y,FU C,ZHANG W,et al. The dermatology life quality index(DLQI)and the hospital anxiety and depression(HADS)in Chinese rosacea patients[J]. Psychol Health Med,2018,23(4):369-374.

[26] 谢红付,李吉. 中国玫瑰痤疮诊疗专家共识[J]. 中华皮肤科杂志,2017,50(3):156-161.

[27] MIYACHI Y. Potential antioxidant mechanism of action for metronidazole:implications for rosacea management[J]. Adv Ther,2001,18(6):237-243.

[28] ZIP C. An update on the role of topical metronidazole in rosacea[J]. Skin Therapy Lett,2006,11(2):1-4.

[29] WOLF JE J R,DEL ROSSO J Q. The CLEAR trial:results of a large community-based study of metronidazole gel in rosacea[J]. Cutis,2007,79(1):73-80.

[30] ELEWSKI B E,FLEISCHER AB J R,PARISER D M. A comparison of 15% azelaic acid gel and 0.75% metronidazole gel in the topical treatment of papulopustular rosacea:results of a randomized trial[J]. Arch Dermatol,2003,139(11):1444-1450.

[31] DAHL M V,KATZ H I,KRUEGER G G,et al. Topical metronidazole maintains remissions of rosacea[J]. Arch Dermatol,1998,134(6):679-683.

[32] DAHL M V,JARRATT M,KAPLAN D,et al. Once-daily topical metronidazole cream formulations in the treatment of the papules and pustules of rosacea[J]. J Am Acad Dermatol,2001,45(5):723-730.

[33] YOO J,REID D C,KIMBALL A B. Metronidazole in the treatment of rosacea:do formulation,dosing,and concentration matter?[J]. J Drugs Dermatol,2006,5(4):317-319.

[34] THIBOUTOT D,THIEROFF-EKERDT R,GRAUPE K. Efficacy and safety of azelaic acid(15%)gel as a new treatment for papulopustular rosacea:results from two vehicle-controlled,randomized phase Ⅲ studies[J]. J Am Acad Dermatol,2003,48(6):836-845.

[35] CODA A B,HATA T,MILLER J,et al. Cathelicidin,kallikrein 5,and serine protease activity is inhibited during treatment of rosacea with azelaic acid 15% gel[J]. J Am Acad Dermatol,2013,69(4):570-577.

[36] MASTROFRANCESCO A,OTTAVIANI M,ASPITE N,et al. Azelaic acid modulates the inflammatory response in normal human keratinocytes through PPARgamma activation[J]. Exp Dermatol,2010,19(9):813-820.

[37] WOLF JE J R,KERROUCHE N,ARSONNAUD S. Efficacy and safety of once-daily metronidazole 1% gel compared with twice-daily azelaic acid 15% gel in the treatment of rosacea[J]. Cutis,2006,77(4 Suppl):3-11.

[38] THIBOUTOT D M,FLEISCHER AB J R,DEL ROSSO J Q,et al. Azelaic acid 15% gel once daily versus twice daily in papulopustular rosacea[J]. J Drugs Dermatol,2008,7(6):541-546.

[39] BJERKE R,FYRAND O,GRAUPE K. Double-blind comparison of azelaic acid 20% cream and its vehicle in treatment of papulo-pustular rosacea[J]. Acta Derm Venereol,1999,79(6):456-459.

[40] SCHALLER M,GONSER L,BELGE K,et al. Dual anti-inflammatory and anti-parasitic action of topical ivermectin 1% in papulopustular rosacea[J]. J Eur Acad Dermatol Venereol,2017,31(11):1907-1911.

［41］ STEIN L,KIRCIK L,FOWLER J,et al. Efficacy and safety of ivermectin 1% cream in treatment of papulopustular rosacea：results of two randomized，double-blind，vehicle-controlled pivotal studies［J］. J Drugs Dermatol,2014,13（3）：316-323.

［42］ TAIEB A,ORTONNE JP,RUZICKA T,et al. Superiority of ivermectin 1% cream over metronidazole 0·75% cream in treating inflammatory lesions of rosacea：a randomized，investigator-blinded trial［J］. Br J Dermatol，2015,172（4）：1103-1110.

［43］ TAIEB A,KHEMIS A,RUZICKA T,et al. Maintenance of remission following successful treatment of papulopustular rosacea with ivermectin 1% cream vs. metronidazole 0.75% cream：36-week extension of the ATTRACT randomized study［J］. J Eur Acad Dermatol Venereol,2016,30（5）：829-836.

［44］ TAIEB A,STEIN GOLD L,FELDMAN S R,et al. Cost-Effectiveness of Ivermectin 1% Cream in Adults with Papulopustular Rosacea in the United States［J］. J Manag Care Spec Pharm,2016,22（6）：654-665.

［45］ SIDDIQUI K,STEIN GOLD L,GILL J. The efficacy，safety，and tolerability of ivermectin compared with current topical treatments for the inflammatory lesions of rosacea：a network meta-analysis［J］. Springerplus，2016,5（1）：1151.

［46］ DEEKS E D. Ivermectin：A Review in Rosacea［J］. Am J Clin Dermatol,2015,16（5）：447-452.

［47］ KOCAK M,YAGLI S,VAHAPOGLU G,et al Permethrin 5% cream versus metronidazole 0.75% gel for the treatment of papulopustular rosacea. A randomized double-blind placebo-controlled study［J］. Dermatology，2002,205（3）：265-270.

［48］ FOWLER J,JARRATT M,MOORE A,et al. Once-daily topical brimonidine tartrate gel 0·5% is a novel treatment for moderate to severe facial erythema of rosacea：results of two multicentre，randomized and vehicle-controlled studies［J］. Br J Dermatol,2012,166（3）：633-641.

［49］ ROUTT E T,LEVITT J O. Rebound erythema and burning sensation from a new topical brimonidine tartrate gel 0.33%.［J］J Am Acad Dermatol,2014,70（2）：e37-38.

［50］ HOLMES A D,WAITE K A,CHEN M C,et al. Dermatological Adverse Events Associated with Topical Brimonidine Gel 0.33% in Subjects with Erythema of Rosacea：A Retrospective Review of Clinical Studies［J］. J Clin Aesthet Dermatol,2015,8（8）：29-35.

［51］ LOWE E,LIM S. Paradoxical Erythema Reaction of Long-term Topical Brimonidine Gel for the Treatment of Facial Erythema of Rosacea［J］. J Drugs Dermatol,2016,15（6）：763-765.

［52］ SHANLER S D,ONDO A L. Successful treatment of the erythema and flushing of rosacea using a topically applied selective alpha1-adrenergic receptor agonist，oxymetazoline［J］. Arch Dermatol,2007,143（11）：1369-1371.

［53］ GARCIA C,BIRCH M. Oxymetazoline Hydrochloride 1% Cream（Rhofade）for Persistent Facial Erythema Associated with Rosacea［J］. Am Fam Physician,2018,97（12）：808-810.

［54］ WHITEHOUSE G,GRAY E,MASTORIDIS S,et al. IL-2 therapy restores regulatory T-cell dysfunction induced by calcineurin inhibitors［J］. Proc Natl Acad Sci USA,2017,114（27）：7083-7088.

［55］ GRASSBERGER M,STEINHOFF M,SCHNEIDER D,et al. Pimecrolimus—an anti-inflammatory drug targeting the skin［J］. Exp Dermatol, 2004, 13（12）: 721-730.

［56］ CHU C Y. An open-label pilot study to evaluate the safety and efficacy of topically applied pimecrolimus cream for the treatment of steroid-induced rosacea-like eruption［J］. J Eur Acad Dermatol Venereol, 2007, 21（4）: 484-490.

［57］ LEE D H, LI K, SUH D H. Pimecrolimus 1% cream for the treatment of steroid-induced rosacea: an 8-week split-face clinical trial［J］. Br J Dermatol, 2008, 158（5）: 1069-1076.

［58］ KARABULUT A A, IZOL SEREL B, EKSIOGLU H M. A randomized, single-blind, placebo-controlled, split-face study with pimecrolimus cream 1% for papulopustular rosacea［J］. J Eur Acad Dermatol Venereol, 2008, 22（6）: 729-734.

［59］ BAMFORD J T, ELLIOTT B A, HALLER I V. Tacrolimus effect on rosacea［J］. J Am Acad Dermatol, 2004, 50（1）: 107-108.

［60］ KOCA R, ALTINYAZAR H C, ANKARALI H, et al. A comparison of metronidazole 1% cream and pimecrolimus 1% cream in the treatment of patients with papulopustular rosacea: a randomized open-label clinical trial［J］. Clin Exp Dermatol, 2010, 35（3）: 251-256.

［61］ WEISSENBACHER S, MERKL J, HILDEBRANDT B, et al. Pimecrolimus cream 1% for papulopustular rosacea: a randomized vehicle-controlled double-blind trial［J］. Br J Dermatol, 2007, 156（4）: 728-732.

［62］ ALTINYAZAR H C, KOCA R, TEKIN N S, et al. Adapalene vs. metronidazole gel for the treatment of rosacea［J］. Int J Dermatol, 2005, 44（3）: 252-255.

［63］ ERTL G A, LEVINE N, KLIGMAN A M. A comparison of the efficacy of topical tretinoin and low-dose oral isotretinoin in rosacea［J］. Arch Dermatol, 1994, 130（3）: 319-324.

［64］ CHANG A L, ALORA-PALLI M, LIMA X T, et al. A randomized, double-blind, placebo-controlled, pilot study to assess the efficacy and safety of clindamycin 1.2% and tretinoin 0.025% combination gel for the treatment of acne rosacea over 12 weeks［J］. J Drugs Dermatol, 2012, 11（3）: 333-339.

［65］ BRENEMAN D, SAVIN R, VANDEPOL C, et al. Double-blind, randomized, vehicle-controlled clinical trial of once-daily benzoyl peroxide/clindamycin topical gel in the treatment of patients with moderate to severe rosacea［J］. Int J Dermatol, 2004, 43（5）: 381-387.

［66］ WILKIN J K, DEWITT S. Treatment of rosacea: topical clindamycin versus oral tetracycline［J］. Int J Dermatol, 1993, 32（1）: 65-67.

［67］ MILLS OH J R, KLIGMAN A M. Letter: Topically applied erythromycin in rosacea［J］. Arch Dermatol, 1976, 112（4）: 553-554.

［68］ DENDA M, KITAMURA K, ELIAS P M, et al. Trans-4-（Aminomethyl）cyclohexane carboxylic acid （T-AMCHA）, an anti-fibrinolytic agent, accelerates barrier recovery and prevents the epidermal hyperplasia induced by epidermal injury in hairless mice and humans［J］. J Invest Dermatol, 1997, 109（1）: 84-90.

［69］ YUAN C, WANG X M, YANG L J, et al. Tranexamic acid accelerates skin barrier recovery and upregulates occludin in damaged skin［J］. Int J Dermatol, 2014, 53（8）: 959-965.

［70］ LI Y, XIE H, DENG Z, et al. Tranexamic acid ameliorates rosacea symptoms through regulating immune response and angiogenesis[J]. Int Immunopharmacol, 2019, 67: 326-334.

[71] TUGNOLI V, MARCHESE RAGONA R, ELEOPRA R, et al. The role of gustatory flushing in Frey's syndrome and its treatment with botulinum toxin type A[J]. Clin Auton Res, 2002, 12(3): 174-178.

[72] DAYAN STEVEN H, PRITZKER RACHEL N, ARKINS JOHN P. A new treatment regimen for rosacea: onabotulinumtoxinA[J]. J Drugs Dermatol, 2012, 11(12): e76-79.

[73] KIM M J, KIM J H, CHEON H I, et al. Assessment of Skin Physiology Change and Safety After Intradermal Injections With Botulinum Toxin: A Randomized, Double-Blind, Placebo-Controlled, Split-Face Pilot Study in Rosacea Patients With Facial Erythema[J]. Dermatol Surg, 2019, 45(9): 1155-1162.

[74] CHOI J E, WERBEL T, WANG Z P, et al. Botulinum toxin blocks mast cells and prevents rosacea like inflammation[J]. J Dermatol Sci, 2019, 93(1): 58-64.

[75] CAO L F, SI M, HUANG Y A, et al. Long-term anti-itch effect of botulinum neurotoxin A is associated with downregulation of TRPV1 and TRPA1 in the dorsal root ganglia in mice[J]. Neuroreport, 2017, 28(9): 518-526.

[76] SCALA J, VOJVODIC A, VOJVODIC P, et al. Botulin Toxin Use in Rosacea and Facial Flushing Treatment [J]. Open Access Maced J Med Sci, 2019, 7(18): 2985-2987.

[77] BLOOM B S, PAYONGAYONG L, MOURIN A, et al. Impact of intradermal abobotulinumtoxinA on facial erythema of rosacea[J]. Dermatol Surg, 2015, Suppl 1: S9-16.

[78] PARK K Y, HYUN M Y, JEONG S Y, et al. Botulinum toxin for the treatment of refractory erythema and flushing of rosacea[J]. Dermatology, 2015, 230(4): 299-301.

[79] TWO A M, WU W, GALLO R L, et al. Rosacea: part II. Topical and systemic therapies in the treatment of rosacea[J]. J Am Acad Dermatol, 2015, 72(5): 761-770; quiz 771-772.

[80] GOLLNICK H, BLUME-PEYTAVI U, SZABO E L, et al. Systemic isotretinoin in the treatment of rosacea - doxycycline- and placebo-controlled, randomized clinical study[J]. J Dtsch Dermatol Ges, 2010, 8(7): 505-515.

[81] LUSHNIKOV K V, SHUMILINA Y V, YAKUSHINA V S, et al. Effects of low-intensity ultrahigh frequency electromagnetic radiation on inflammatory processes[J]. Bull Exp Biol Med, 2004, 137(4): 364-366.

[82] ZHANG Q, TANG X, LU Q, et al. Green tea extract and (-)-epigallocatechin-3-gallate inhibit hypoxia- and serum-induced HIF-1alpha protein accumulation and VEGF expression in human cervical carcinoma and hepatoma cells[J]. Mol Cancer Ther, 2006, 5(5): 1227-1238.

[83] DOMINGO D S, CAMOUSE M M, HSIA A H, et al. Anti-angiogenic effects of epigallocatechin-3-gallate in human skin[J]. Int J Clin Exp Pathol, 2010, 3(7): 705-709.

[84] MASCARENHAS N L, WANG Z, CHANG Y L, et al. TRPV4 Mediates Mast Cell Activation in Cathelicidin-Induced Rosacea Inflammation[J]. J Invest Dermatol, 2017, 137(4): 972-975.

[85] ROCHA MOTA L, MOTTA L J, DUARTE I D S, et al. Efficacy of phototherapy to treat facial ageing when using a red versus an amber LED: a protocol for a randomised controlled trial[J]. BMJ Open, 2018, 8(5): e021419.

［86］LEE J B,BAE S H,MOON K R,et al. Light-emitting diodes downregulate cathelicidin,kallikrein and toll-like receptor 2 expressions in keratinocytes and rosacea-like mouse skin［J］. Exp Dermatol,2016,25（12）:956-961.

［87］CHANG A L,BITTER PH J R,QU K,et al. Rejuvenation of gene expression pattern of aged human skin by broadband light treatment:a pilot study［J］. J Invest Dermatol,2013,133（2）:394-402.

［88］BITTER P J R. Acne Treatment With 3-Step Broadband Light Protocol［J］. J Drugs Dermatol,2016,15（11）:1382-1388.

［89］CLARK S M,LANIGAN S W,MARKS R. Laser treatment of erythema and telangiectasia associated with rosacea［J］. Lasers Med Sci,2002,17（1）:26-33.

［90］GALLO R,DRAGO F,PAOLINO S,et al. Rosacea treatments:What's new and what's on the horizon? ［J］. Am J Clin Dermatol,2010,11（5）:299-303.

［91］SALEM S A,ABDEL FATTAH N S,TANTAWY S M,et al. Neodymium-yttrium aluminum garnet laser versus pulsed dye laser in erythemato-telangiectatic rosacea:comparison of clinical efficacy and effect on cutaneous substance（P）expression［J］. J Cosmet Dermatol,2013,12（3）:187-194.

［92］JASIM Z F,WOO W K,HANDLEY J M. Long-pulsed（6-ms）pulsed dye laser treatment of rosacea-associated telangiectasia using subpurpuric clinical threshold［J］. Dermatol Surg,2004,30（1）:37-40.

［93］BERNSTEIN E F,KLIGMAN A. Rosacea treatment using the new-generation,high-energy,595 nm,long pulse-duration pulsed-dye laser［J］. Lasers Surg Med,2008,40（4）:233-239.

［94］ELSAIE M L,CHOUDHARY S,LEIVA A,et al. Nonablative radiofrequency for skin rejuvenation［J］. Dermatol Surg,2010,36（5）:577-589.

［95］PARK S Y,KWON H H,YOON J Y,et al. Clinical and Histologic Effects of Fractional Microneedling Radiofrequency Treatment on Rosacea［J］. Dermatol Surg,2016,42（12）:1362-1369.

［96］ASIRAN SERDAR Z,AKTAS KARABAY E. A case of fractional microneedling radiofrequency induced rosacea［J］. J Cosmet Laser Ther,2019,21（6）:349-351.

［97］MADAN V,FERGUSON J E,AUGUST P J. Carbondioxide laser treatment of rhinophyma:a review of 124 patients［J］. Br J Dermatol,2009,161（4）:814-818.

［98］KARIM ALI M,STREITMANN M J. Excision of rhinophyma with the carbon dioxide laser:a ten-year experience［J］. Ann Otol Rhinol Laryngol,1997,106（11）:952-955.

［99］MOREIRA A,LEITE I,GUEDES R,et al. Surgical treatment of rhinophyma using carbon dioxide（CO2）laser and pulsed dye laser（PDL）［J］. J Cosmet Laser Ther,2010,12（2）:73-76.

［100］GOON P K,DALAL M,PEART F C. The gold standard for decortication of rhinophyma:combined erbium-YAG/CO2 laser［J］. Aesthetic Plast Surg,2004,28（6）:456-460.

［101］LEE J H,KIM M,BAE J M,et al. Efficacy of the long-pulsed 1064-nm neodymium:yttrium-aluminum-garnet laser（LPND）（rejuvenation mode）in the treatment of papulopustular rosacea（PPR）:A pilot study of clinical outcomes and patient satisfaction in 30 cases［J］. J Am Acad Dermatol,2015,73（2）:333-336.

［102］CAO S,FU X,WANG N,et al. Release behavior of salicylic acid in supramolecular hydrogels formed by

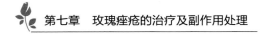

l-phenylalanine derivatives as hydrogelator［J］. Int J Pharm,2008,357（1-2）:95-99.

［103］CHEN X,WANG S,YANG M,et al. Chemical peels for acne vulgaris:a systematic review of randomised controlled trials［J］. BMJ Open,2018,8（4）:e019607.

［104］TOSTI A,PADOVA M P D,VENTURO N,et al. Salicylic acid peeling in the treatment of rosacea［J］. J Am Acad Dermatol,2004,50（3）:72.

［105］中华医学会皮肤性病学分会玫瑰痤疮研究中心,中国医师协会皮肤科医师分会玫瑰痤疮专业委员会. 中国玫瑰痤疮诊疗指南（2021 版）［J］. 中华皮肤科杂志,2021,54（4）:279-288.

第八章

玫瑰痤疮的日常管理

玫瑰痤疮病因不明且易反复发作,严重影响患者的身心健康。不规范的日常护肤、不恰当的饮食习惯,以及过度的心理应激等均能加重或诱发玫瑰痤疮。在专业意见指导下帮助患者建立战胜疾病的信心,对治愈玫瑰痤疮是有积极意义的。临床医师应告知患者:在规范的医药干预下,可有效地控制病情,甚至达到临床治愈;对生活方式及饮食结构等做出合理的调整亦可改善玫瑰痤疮的临床症状,延缓疾病发展,并降低复发频次。因此,临床上除了要为玫瑰痤疮患者提供规范的治疗方案,更需提供科学的疾病资讯,以及正确的日常生活注意事项的指导等,这对帮助玫瑰痤疮患者了解疾病、改善症状及正确地面对病情变化等是十分必要的。

玫瑰痤疮的触发因素(触发因素即前面章节提到的危险因素,详见第二章第一节)是导致患者面部潮红、持续性红斑、丘疹或脓疱等加重的主要原因之一。常见的触发因素包罗万象,从情绪到天气到食物,几乎都与面部潮红的发生有关。一般来说,任何导致面部潮红的因素都可能加重玫瑰痤疮。本章将从玫瑰痤疮的心理管理、护肤、饮食、运动、睡眠、共患病状况等七个方面,对玫瑰痤疮的日常管理方案进行细致的阐述。

一、心理管理

对于许多玫瑰痤疮患者,心理压力(stress)在触发因素排名中居高不下,严重影响着患者的正常社交,并进而加重损害患者的心理健康。

(一)树立信心,接受治疗

要坚信,通过规范的医疗和避免加重病情的生活方式可以控制病情,甚至达到临床治愈。在玫瑰痤疮症状得到控制时,情绪等心理健康问题也能得到改善。

(二)日常减压方法

1. **充足睡眠** 对于成年人,世界卫生组织(WHO)建议每晚的平均睡眠时间应在8小时左右。每晚睡眠不足5个小时,会损害人体的免疫系统,而睡眠中断还有可能进一步导致多种精神疾病,如抑郁症、焦虑症等。

2. **适度运动** 运动可以促进大脑中多巴胺、血清素、脑源性神经营养因子等的分泌,从而改善大脑功能,调节情绪症状。运动不但可以转移不愉快的意识、情绪和行为,还可以及时宣泄不良情绪,使人从烦恼和痛苦中摆脱出来。推荐长期规律的运动,比如瑜伽、健身操、慢跑等。

3. 健康饮食　规律进食易消化食物,均衡营养,提高整体饮食质量,与肠道微生物多样性增加及肠道健康密切相关,有利于减少精神疾病的发生和减轻症状。

必要时,接受正规的心理咨询作为常规的减压方式。维持乐观、积极向上的生活态度,对于玫瑰痤疮的预防及治疗非常重要。

（三）社会心理管理

如果发现自己在玫瑰痤疮加重时成为众人注视或评论的对象,试着公开讨论玫瑰痤疮并对大家进行知识普及,把这种尴尬的情况变成一个积极的教育机会。因为,大多数人并不知道玫瑰痤疮这个疾病,其反应仅仅是由于好奇心和对疾病的无知,而不是恶意攻击。

主动向周围人普及玫瑰痤疮——尤其是领导和同事。他们真正关心的可能是该疾病是否会影响到工作能力或者他们自身的健康安全等。在合适的情况下交流玫瑰痤疮的学习资料,以消除常见的误解——认为玫瑰痤疮是由不良的卫生习惯或酗酒等引起的,或者这种病症可能具有传染性等。

通过这些措施,患者可以把潜在的消极状况转化为建设性的机会,对治愈玫瑰痤疮起到非常积极的作用。

二、日常护肤

皮肤屏障受损往往表现为对常用外用制剂的耐受性降低,如肥皂、热水和乳酸等可加重玫瑰痤疮的灼热感、刺痛感。过度使用洗面奶和面膜,频繁化妆或美容院护肤,均会增加玫瑰痤疮患病或发作的风险。玫瑰痤疮患者必须通过改善个人护肤行为来降低疾病发作的频率。

（一）清洁（cleansing）

（1）避免过热的水洗脸、热水浴或桑拿等。

（2）减少使用清洁剂,尽量选择温和的清洁剂,不含颗粒状或磨砂成分。清洁剂影响皮肤干燥和敏感的主要成分包括表面活性剂的类型、可清洗性及 pH 值等。因此,玫瑰痤疮患者宜选用霜剂、低泡、非皂性的清洁剂,这些产品在洁面后往往会留有一层膜性物质,帮助皮肤锁住水分。

（3）采用温和的清洁方式,避免摩擦面部,避免使用粗糙的面巾、丝瓜络、刷子或海绵等。用指尖轻轻画圈涂抹,用温水冲净面部,并用柔软毛巾轻柔吸干水分。

（4）避免过频清洁,每天清洗面部不应超过两次。

（5）男性患者应使用电动剃须刀而不是刀片。如果只有刀片可供使用,应避免使用钝刀片。避免有烧灼感或刺痛感的剃须剂。

（二）减少护肤步骤

健康人群的护肤的顺序可能是这样的:洗面奶—保湿水—精华—乳液或面霜,还可能加用眼部护肤品。但玫瑰痤疮患者最好不要采用这么复杂的护肤模式。精简护肤步骤是为了减少不必要的刺激,包括手指的摩擦、复杂的护肤品成分等。建议患者:洁面后,根据气候变化及皮肤状态,及时补充保湿乳或霜,自我感觉舒适即可。

（三）护肤品选择

（1）日常护肤品选择的关键是尽量选择刺激性小的产品,选择成分相对简单的护肤产品。避开导致刺痛或引起面部发红的成分,如酒精、金缕梅、薄荷脑。尽量选择无香味的产品。

（2）使用护肤品前进行过敏原测试。在面部使用护肤产品之前,应在周边皮肤上先小面积试用,如颈侧、耳后。如果出现了不良反应,如发红、瘙痒等,应避免使用此产品,并留意其成分。刺激成分因人而异,所以皮肤的过敏原测试反应应该由患者自行观察和记录。

（3）不建议频繁更换护肤品。舒适有效的护肤产品可长期使用。人们可根据季节和气候变化调整剂型,比如夏季用乳液,冬季用霜剂;也可根据自身感受选择护肤品,比如油性皮肤的人冬季用乳液也会感觉舒适。如果更换新的护肤品后出现面部发红、瘙痒、甚至烧灼刺痛感时,应即刻清洗掉;如果没有上述不适症状,可连续使用2周以上以观察其保湿修复效果。

（4）保湿霜:玫瑰痤疮的皮肤屏障通常受损,经皮失水率增加,易激惹。据估计,大约有一半的玫瑰痤疮患者是干性皮肤。冬天或干燥的气候里,户外干冷的空气、室内干燥温暖的室温——均能刺激原本敏感的皮肤,加重玫瑰痤疮症状。因此,保湿是防止玫瑰痤疮发生灼热、刺痛、瘙痒等敏感症状的基础,维持皮肤屏障的完整性能有效对抗那些可能加重玫瑰痤疮的外源性刺激因素。

保湿霜防止水分蒸发,模拟皮脂在皮肤表面的保护作用,但应避免使用椰子油、橄榄油、向日葵油等成分,因为含有植物或动物原料油的保湿剂可促进细菌生长。硅基保湿霜是不错的选择。

现在市面上已经有专门为皮肤屏障受损的患者开发的面部保湿修复产品,其成分利于修复受损的皮肤屏障,平静和舒缓面部敏感不适,并帮助防止面部发红肿胀。每天使用保湿霜可以帮助舒缓刺激、改善外观和恢复皮肤的正常代谢。

（5）防晒霜:玫瑰痤疮患者应尽量减少户外时间,尤其是太阳光最强的时间段。户外活动时尽量选择物理防晒,即戴帽子、打伞、墨镜遮挡或者选择待在阴凉处等。玫瑰痤疮患者不建议使用防晒霜,必需使用时应特别谨慎。

必要时,应选择含有氧化锌或二氧化钛,且SPF值大于30的无机性防晒霜。这是因为氧化锌或二氧化钛在紫外线照射下不释放热量,且能在很大程度上反射热量,降低了热对玫瑰痤疮的触发风险。选择专为敏感肌肤制订的配方,比如矿物质配方,可以尽可能地减少化学成分刺激,尤其不应选择防水型防晒霜。

尽量避免强烈的阳光照射,必要时应于外出前30分钟均匀涂抹于暴露部位,让其提前充分渗入皮肤,并在游泳或出汗后至少每两个小时涂抹一次。高海拔、雪、水甚至眼镜可以增加紫外线的影响,户外活动时需加强防晒。

三、化妆

玫瑰痤疮患者不建议日常化妆(make-up),因为繁多的化妆品种类、复杂的化妆及卸妆程序,对玫瑰痤疮的敏感皮肤均是严重的刺激。但必要的场合,恰当地使用化妆品可以提升自信,可以偶尔使用(建议一周不超过一次),在产品的选择及操作方面也需特别进行指导:

1. **尽量减少化妆产品种类**　可使用复合功能的产品,如包含绿色底妆的防晒霜。

2. **选择无油粉底液和遮瑕膏**　粉底液应该尽可能匹配到自然肤色,遮瑕膏应该选择比自然肤色浅一个色度的。

3. **使用矿物质散粉**　矿物质(mineral)化妆品通常不含有潜在的刺激性成分,对玫瑰痤疮患者通常是一个不错的选择。粉底液后再使用黄色调的矿物质散粉,可以进一步缓和面部发红的外观。

4. **眼妆**　选择经眼科医师测试,以及通过过敏原测试、不含酒精及香料的产品。睫毛膏和眼线应该是易于使用和卸除的,推荐使用可以简单地用温水冲洗掉的睫毛膏。

5. **中性的唇色**　嘴唇在接近自然唇色的中性色调中最漂亮。应避免红色调,因为红色调会加剧皮肤发红的外观。

6. **轻柔卸妆**　卸妆不仅要去除皮肤表面的彩妆,还需清除毛孔内污垢,势必会影响皮肤酸碱平衡,破坏皮肤屏障功能。因此,应选择温和无刺激的卸妆产品,动作轻柔,且卸妆时间不宜过长。建议使用柔软卸妆棉巾,因为即使是手指上的油脂和细菌也可能激惹皮肤。

四、合理饮食

某些食物和饮料可引发或加重玫瑰痤疮,而改变饮食结构在玫瑰痤疮的治疗中发挥作用(具体品种详见第二章第二节)。以下方法将有助于患者选择合适的膳食:

1. 清淡饮食,避免油腻,避免使用"辛辣"调味品,如胡椒粉、辣椒粉等。

2. 降低饮料的温度。例如,避免饮用过热的咖啡、茶和热巧克力,或者试着把喝饮料的杯数从三或四减少到一或二。

3. 监测玫瑰痤疮症状对酒精饮料的反应。如果酒精饮料加重了玫瑰痤疮病情,应减少酒的摄入量或完全避免饮酒。

4. 留意个体差异,识别和避免加重自身玫瑰痤疮症状的食物和饮料成分。如果发现日常生活中可能加重了玫瑰痤疮病情的饮食,应减少其摄入或完全避免之。

5. 调整饮食结构。饮食结构在玫瑰痤疮日常管理中非常重要。在一项由 400 多名玫瑰痤疮患者参与的调查中,78% 的人因为玫瑰痤疮而改变了他们的饮食习惯后,95% 的人面部发红减轻。一些研究认为玫瑰痤疮往往伴有多种消化道症状,富含植物纤维的饮食有益于益细菌的生长,促进健康肠道菌群生长,玫瑰痤疮症状得到改善,建议增加益生菌食品的摄入,如酸奶、泡菜等。

最近,笔者团队的一项回顾性调查研究也显示高频率的奶制品摄入有助于降低玫瑰痤疮的患病风险。奶制品被认为可以改善肠道菌群,而既往研究也发现玫瑰痤疮患者肠道菌群出现紊乱。所以,笔者团队认为部分人群可能通过适当的摄入奶制品改善肠道菌群从而减少玫瑰痤疮的发作。此外,某些特定的营养物质也被报道能够缓解玫瑰痤疮的症状,例如Ω-3脂肪酸和锌等。

总之,清淡饮食,低糖低脂饮食,不饮酒及热的汤水饮料,选择食用新鲜蔬果、肉类、蛋类、奶制品等,避免可疑食物,对玫瑰痤疮的治疗及减少复发有重要意义。

五、适度运动

运动(exercise)可以通过抑制交感神经兴奋性,调节应激激素(如糖皮质激素、促肾上腺皮质激素等)和神经递质的分泌,从而提高机体的免疫力。长期规律的运动可以提高皮肤静息血流量,改善皮肤毛细血管的舒张功能,对皮肤微循环有积极的作用。适度运动及正确的运动方式是关键。

(一)避免在过热、密闭环境里运动

户外锻炼时,尽量选择清晨或傍晚,避开炎热的天气,尽量待在荫处,避免日晒。室内锻炼时,应确保房间通风良好,开风扇,或打开窗子让微风进入,或打开冷空调避免过热。

(二)避免低温及大风的刺激

户外活动时,用围巾或宽松口罩遮挡面颊和鼻,每天使用保湿霜均可以抵御寒冷和风的自然干燥作用。即使是在舒适的气温中,户外大风时,也应遮挡面部。如果这样操作加重了玫瑰痤疮,在寒冷或大风的天气中应避免户外活动或者减少户外活动时间。

(三)运动时尽量保持凉爽

在颈后搭上凉爽潮湿的毛巾,或用冷水轻拍面部以降低面部温度,小口喝凉的液体或嚼冰块等均可缓解运动过热。

(四)调整运动频率

如果担心高强度运动易导致过热及面部潮红,可以尝试运动时间更短,更频繁。例如,每次锻炼15分钟,每日3次,而不是一次锻炼45分钟。

六、充足睡眠

睡眠障碍是玫瑰痤疮常见的精神合并症,受遗传背景影响,是导致疾病触发或加重的重要因素之一。其表现为睡眠量的不正常及睡眠中出现异常行为等,如整夜睡眠时间少于5小时,入睡困难、浅睡、易醒或早醒等;睡眠中出现一些异常行为,如梦游症(又称睡行症)、梦呓、夜惊、梦魇、肌肉或肢体不自主跳动等。

笔者团队的研究发现,小鼠被剥夺睡眠后,玫瑰痤疮症状加重;临床问卷调查还发现,玫瑰痤疮患者睡眠质量差会加重玫瑰痤疮,而有睡眠异常遗传背景的人可能有玫瑰痤疮的发病倾向。根据流行病学调查发现,与健康人群相比,玫瑰痤疮患者的睡眠质量较差,由此推测,玫瑰痤疮的不适症状及心理负担也会影响睡眠,从而进一步加重玫瑰痤疮症状,形成恶性循环。

因此,在对玫瑰痤疮患者进行治疗时,要关注其睡眠状态,应注重心理疏导以改善因疾

病带来的不良心理应激对睡眠质量的影响,做好如下几点非常重要:

（一）良好的睡眠习惯

1. 充足的睡眠时间　健康睡眠时间建议每晚 7~9 小时。对于一般人群,可在中午小憩 30 分钟以内,但对于有睡眠障碍的人不建议午睡。

2. 早睡早起　人机体新陈代谢最旺盛的时间是晚上 11 点至凌晨 2 点,因此,应于晚上 11 点前进入睡眠状态,利于皮肤组织的新陈代谢。晨醒后应立即起床、不赖床,播放一段愉悦身心的舒缓音乐是陪伴早晨起床的好建议。

3. 良好的睡前习惯　稳定的情绪;不在床上做睡眠以外的活动,比如玩手机、看书、看电视等;睡前不喝刺激性的饮料,如浓茶,咖啡等;必要的体育锻炼,可以在睡前 1~2 小时进行中等强度的体育锻炼,以身体微微出汗为宜,这有利于放松,进入正常的睡眠状态。

（二）舒适的睡眠环境

睡眠环境温度以 18~23℃为宜,湿度 40%~60%,光线偏暗,避免噪声,选择舒适的卧具,不宜太软也不宜太硬。

（三）出现睡眠障碍时,及时解决

如因入睡困难、阻塞性睡眠呼吸暂停(睡觉打呼噜)、延迟睡眠阶段障碍(无论晚上什么时间睡觉,早晨醒来都很困难)、晚期睡眠期障碍(无论晚上什么时间睡觉,早晨在固定的时间就会醒来)、入睡困难、发作性睡病(随时随地都需立即入睡)、梦游及时差等导致严重的白天嗜睡、抑郁、情绪低落及在觉醒状态时无法集中注意力等,请及时就医。

七、共患病及用药

玫瑰痤疮与多种系统性疾病有关,如心血管疾病、胃肠道疾病、神经和自身免疫性疾病、癌症等(具体详见第四章)。一些潜在的健康状况和暂时的疾病也可刺激面部发红,导致玫瑰痤疮加重。应预防或治疗以下情况以改善玫瑰痤疮的临床表现:

1. 与更年期有关的潮热　围绝经期经常出现的潮热,可以是女性玫瑰痤疮患者的首发症状。

2. 发热、咳嗽和感冒　虽然是间歇性的,但这些疾病的确可以加重玫瑰痤疮的潮红。

3. 系统性疾病及用药　如高血压,已被确定可以加重玫瑰痤疮的病情。用于治疗心血管疾病的血管扩张剂,因为它们有扩张血管的功能。有报道称其可引起"红斑毛细血管扩张型玫瑰痤疮"的症状。

4. 外用药物　如长期外用皮质类固醇可加重玫瑰痤疮或引起玫瑰痤疮样皮炎。外用钙调磷酸酶抑制剂,如他克莫司、吡美莫司等也可导致类似情况发生。

许多玫瑰痤疮患者可同时表现有阵发性潮红、持续性红斑、丘疹、脓疱等多个临床表型,同一个患者也可以从只有阵发性潮红/持续性红斑演变到丘疹、脓疱,甚至增生肥大表现。但每个单独的临床表型均应该是从轻微到中度再向重度逐步发展的。因此,我们提倡玫瑰痤疮患者应早诊断早治疗。此外,玫瑰痤疮与多种系统性疾病有着密切的联系,对玫瑰痤疮患者进行相关系统性疾病的筛查和管理至关重要。而战胜玫瑰痤疮最好的方法是早诊断早治疗,遵从长期的规范医疗,避免加重病情的生活方式,保持平和的心态,与玫瑰痤疮和谐共存。

（刘芳芬）

参考文献

［1］VAN ZUUREN E J. Rosacea［J］. N Engl J Med,2017,377（18）:1754-1764.

［2］HUNG C T,CHIANG C P,CHUNG C H,et al. Risk of psychiatric disorders in rosacea:A nationwide, population-based,cohort study in Taiwan［J］. J Dermatol,2019,46（2）:110-116.

［3］WALSH R K,ENDICOTT A A,SHINKAI K. Diagnosis and Treatment of Rosacea Fulminans:A Comprehensive Review［J］. Am J Clin Dermatol,2018,19（1）:79-86.

［4］İKIZOGLU G1. Red face revisited:Flushing［J］. Clin Dermatol,2014,32（6）:800-808.

［5］YUAN X,HUANG X,WANG B,et al. Relationship between rosacea and dietary factors:A multicenter retrospective case-control survey［J］. J Dermatol,2019,46（3）:219-225.

［6］LI J I,WANG B,DENG Y X,et al. Epidemiological features of rosacea in Changsha,China:a population-based,cross-sectional study［J］. Br J Dermatol,accepted.

［7］DIRSCHKA T,TRONNIER H,FOLSTER-HOLST R. Epithelial barrier function and atopic diathesis in rosacea and perioral dermatitis［J］. Br. J. Dermatol,2004,150,1136-1141.

［8］MISERY L,LOSER K,STANDER S. Sensitive skin［J］. J Eur Acad Dermatol Venereol,2016,30（Suppl. 1）: 2-8.

［9］EMMA W,RAJANI K. Diet and rosacea:the role of dietary change in the management of rosacea［J］. Dermatol Pract Concept,2017,7（4）:8.

［10］MUKHOPADHYAY P. Cleansers and their role in various dermatological disorders［J］. Indian J Dermatol, 2011,56（1）:2-6.

［11］SPOENDLIN J,VOEGEL J J,JICK S S,et al. A study on the epidemiology of rosacea in the U. K［J］. Br J Dermatol,2012,167（3）:598-605.

［12］SHARQUIE K E,NAJIM R A,Al-SALMAN H N. Oral zinc sulfate in the Treatment of rosacea:adouble-blind,placebo-controlled study［J］. Int J Dermatol,2006,45（7）:857-861.

［13］KENDALL S N. Remission of rosacea induced by reduction of gut transit time［J］. Clin Exp Dermatol,2004, 29（3）:297-299.

［14］BHARGAVA R,KUMAR P,KUMAR M,et al. A random-ized controlled trial of omega-3 fatty acids in dry eye syndrome［J］. Int J Ophthalmol,2013,6（6）:811-816.

［15］WRANN C D,WHITE J P,SALOGIANNIS J,et al. Exercise induces hippocampal BDNF through a PGC-1α/ FNDC5 pathway［J］. Cell Metab,2013,18（5）:649-659.

［16］ABOKWIDIR M,FELDMAN S R. Rosacea Management［J］. Skin Appendage Disord,2016,2（1-2）:26-34.

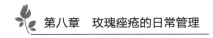

［17］HABER R，El GEMAYEL M. Comorbidities in rosacea：A systematic review and update［J］. J Am Acad Dermatol，2018，78（4）：786-792.

［18］ARCHER T，JOSEFSSON T，LINDWALL M. Effects of physical exercise on depressive symptoms and biomarkers in depression［J］. CNS Neurol Disord Drug Targets，2014，13（10）：1640-1653.

［19］DRAELOS Z D. Cosmeceuticals for rosacea［J］. Clin Dermatol，2017，35（2）：213-217.

［20］DAWSON S L，DASH S R，JACKA F N. The Importance of Diet and Gut Health to the Treatment and Prevention of Mental Disorders［J］. Int Rev Neurobiol，2016，131：325-346.

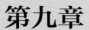

第九章

玫瑰痤疮的研究展望

这是一个日新月异、飞速发展的生物信息时代，对于疾病的认识更是基于大数据、多组学、多维度的数据分析。玫瑰痤疮目前还缺乏相应的大规模而良好设计的临床研究，基础研究更是薄弱。因此，我们认为，将来玫瑰痤疮的研究需要从以下方面着手。

一、疾病预防

开展规模更大、范围更广的流行病学调查及长期追踪的队列研究，以探寻疾病可能的新的危险因素、与系统疾病的关系及疾病本身的转归特点。

玫瑰痤疮的发/患病率和临床表现因人种、地域不同而不同，全面调查和认识不同种族的玫瑰痤疮需要建立全球多中心的流行病学调查、高危人群队列及疾病队列，以期发现人种、地域特异性的疾病的危险因素、临床病谱、相关疾病及自然转归，有助于我们更好地预防玫瑰痤疮的发生和控制病情的进展，提高患者的生活质量。

中南大学湘雅医院皮肤科在完成湖南省小范围的玫瑰痤疮流行病学调查后，目前已经在全国多个城市建立了大学生及职业人群队列，希望通过多年的追踪，能了解玫瑰痤疮疾病的自然发展、转归及高危人群疾病的发生、发展和危险因素对疾病的影响。同时玫瑰痤疮网站、医联体等现代化工具的建立，也为玫瑰痤疮诊疗的规范化提供了大数据支持。

二、基础研究

建立高质量的生物样本库，结合现代的多组学研究方法围绕遗传、神经血管、免疫炎症、微生物感染及皮肤屏障等进行研究，寻求关键靶点。

就目前的认识，玫瑰痤疮是一种在一定遗传背景下，以神经血管和免疫炎症等的失调为主要原因、微生物感染和皮肤屏障破坏等为诱发和加重因素的疾病。但是，有关每个可能发病原因的具体作用机制及各个原因之间的联系，人们还知之甚少。基础研究的薄弱，使我们对玫瑰痤疮的认识非常有限，也阻碍了临床研究的发展。未来的基础研究一定是基于多组学全方位的探索，构建玫瑰痤疮的发病机制网络并寻求网络的中心要素，以寻求疾病发生的关键靶点来指导临床诊断和治疗。

三、临床研究

建立全国乃至全球范围的临床大数据及影像资料库,探索客观的疾病诊断标准使诊断规范化,开展新的药物/治疗手段的大规模随机对照研究(RCT)使治疗规范化。

经过几年的努力,中国皮肤科专家对玫瑰痤疮的认识越来越趋于一致并与国际标准接轨,但是,仍有较多从业人员特别是基层医院的医师对该病还认识不够,造成了大量的误诊及漏诊,并由此导致了激素的滥用。"互联网医院"等远程医疗的建立能帮助基层医师更好地诊治玫瑰痤疮,帮助实现"全民健康"。

玫瑰痤疮主要发生于面部,开发无创的影像学诊断手段非常必要。VISIA、皮肤镜、皮肤CT、皮肤超声、病理等图像连同临床表现数据的整合分析将为玫瑰痤疮的诊断和治疗提供强有力的基础和依据,并可开发基于多维度图像的人工智能(AI)诊断分析系统。

随着流行病学研究、临床基础和转化研究的发展,将来一定会出现很多预防和治疗玫瑰痤疮的新药和新的技术方法,我们也期待出现更简单、实用性更强的玫瑰痤疮诊断标准和诊断效率高的AI系统,多中心的临床试验将为玫瑰痤疮的诊断和治疗提供更为坚实的基础和循证医学依据。同时,随着对外交流的进展,越来越多的国外玫瑰痤疮专家认识到了中国在玫瑰痤疮领域的地位,也非常愿意与我们合作,将中国诊治玫瑰痤疮的新方法、新手段带到国外。我们也希望通过国际化的合作,能让更多的国外专家认识中国和中国玫瑰痤疮的诊疗及研究水平,并参与到国际多中心的临床研究中,进一步推进全世界玫瑰痤疮的临床及基础研究水平。

四、成果转化

研发功效性护肤品、关键靶点药物及医疗设备。

所有的研究,最终的目的都是期待开发出对患者有效的诊治方法。针对玫瑰痤疮的临床表现和可能的发病机制,开发稳定神经冲动、控制血管扩张、抑制炎症反应、修复皮肤屏障、调节菌群平衡等的新型药物、功效性护肤品及医疗设备具有广阔的应用前景。要善于利用丰富的中医药资源和老药新用来进行研发。同时,由于玫瑰痤疮具有反复发作和受外界环境影响较大的特点,开发适用于家用的小型医疗设备能更好地为患者服务。

五、辐射教育

建立玫瑰痤疮联盟,网络实时会诊,实现全病程管理。

玫瑰痤疮很难彻底根除,但经过良好的沟通教育、正规的治疗,绝大多数患者都能得到很好的缓解和控制。因此,玫瑰痤疮的教育,不仅是针对基层医师的,更要针对玫瑰痤疮患者及高危人群。一方面,针对基层医师,掌握诊断、鉴别诊断的方法和正规的治疗不仅能提高医师对玫瑰痤疮疾病的认识,而且能很好地为广大老百姓服务,将来玫瑰痤疮AI系统的开发和推广也有助于基层医师诊断水平的提高。另一方面,针对玫瑰痤疮患者和高危人群,正规的患者教育,如何调整心态、如何护肤、如何注意生活细节,以及如何选择正规的诊治必将有效地帮助玫瑰痤疮病情的控制。

虽然玫瑰痤疮不直接危害生命,但反复发作影响身心健康,医师可参照慢病的管理模式,建立患者健康档案,教育患者记录健康日记,定期发放问卷了解疾病发生发展趋势,并定期开展健康咨询、健康讲座和危险因素干预活动。

最后我们希望在所有皮肤科医师的共同努力下,互相学习,共同进步,将玫瑰事业做大做强,为广大的玫瑰痤疮患者带来福音。

（李　吉）

参考文献

[1] HUANG Y,YAN S,XIE H,et al. Health Related Quality of Life of Rosacea Patients in China Assessed by Dermatology Life Quality Index and Willingness to Pay［J］. Patient Prefer Adherence,2022,16:659-670.

[2] WANG B,XIE H F,DENG Y X,et al. Efficacy and safety of non-surgical short-wave radiofrequency treatment of mild-to-moderate erythematotelangiectatic rosacea:a prospective,open-label pilot study［J］. Arch Dermatol Res,2022,314(4):341-347.

[3] STEINHOFF M,BUDDENKOTTE J,AUBERT J,et al. Clinical,cellular,and molecular aspects in the pathophysiology of rosacea［J］. J Investig Dermatol Symp Proc,2011,15(1):2-11.

[4] JOURA M I,BRUNNER A,NEMES-NIKODÉM É,et al. Interactions between immune system and the microbiome of skin,blood and gut in pathogenesis of rosacea［J］. Acta Microbiol Immunol Hung,2021,68(1):1-6.

[5] BUDDENKOTTE J,STEINHOFF M. Recent advances in understanding and managing rosacea［J］. F1000Res,2018,7:F1000 Faculty Rev-1885.

[6] RAINER B M,KANG S,CHIEN A L. Rosacea:Epidemiology,pathogenesis,and treatment［J］. Dermatoendocrinol,2017,9(1):e1361574.

[7] CHEN M,DENG Z,HUANG Y,et al. Prevalence and Risk Factors of Anxiety and Depression in Rosacea Patients:A Cross-Sectional Study in China［J］. Front Psych,2021,12:659171.